Richard Wagner

Krebs – den Lebensfaden wiederfinden

Iscador® und mehr III

Richard Wagner

Krebs – den Lebensfaden wiederfinden

Psychoonkologie für Arzt und Patient. Übungen und Verfahren

MAYER

Die Deutsche Bibliothek – CIP-Einheitsaufnahme
Wagner, Richard:
Krebs – den Lebensfaden wiederfinden.
Psychoonkologie für Arzt und Patient.
Übungen und Verfahren
Richard Wagner. – Stuttgart; Berlin: Mayer, 2003
(Iscador® und mehr)
ISBN 3-932386-61-2

ISBN 3-932386-61-2
Zweite Auflage 2005

Umschlag: Laurenz Theinert, Stuttgart,
unter Verwendung eines Fotos des Autors
Satz: Ralf Geiger, Stuttgart
Druck und Bindung: Fuldaer Verlagsagentur, Fulda

Ein Gefühl
Meine Tränen fließen,
und so wie die letzten Kräfte mir schwinden
Fühle ich Eines nur:
Ein Gefühl!
Beschreiben kann ich es nicht,
Ich glaube, ich sollte mich freuen
Und denke doch nur an den Tod.

Als wären wir Nichts,
Freunde – Könige
Alle Sterben einmal,
Zu Staub wirst du und keiner erinnert sich
Deiner mehr.

So warum leben wir?
Um einander zu lieben?

Dies schrieb Imre Ferenzy-Fuhrman 16-jährig, neun Monate vor seinem Tod. Damals bekam er starke Schmerzen und konnte die Geige nicht mehr halten. Er wollte Geiger werden.

Er hat uns mit seinem bewundernswerten Sterben gezeigt, welche Kräfte in uns mobilisiert werden können, um die verbleibende Lebenszeit lebenswert zu gestalten und oft den Menschen, die uns mit Schmerzen und Verlustängsten umgeben, noch Kraft zu geben.

Dr. Richard Wagner

Inhalt

1. Allgemeines Vorwort zur Reihe »ISCADOR® und mehr«

Mit diesem Buch »Krebs – den Lebensfaden wiederfinden« wird im Verlag Johannes M. Mayer, Stuttgart, die Reihe: »ISCADOR® und mehr« fortgeführt.

Herrn Johannes Mayer sei an dieser Stelle herzlich Dank gesagt, dass er diese Reihe in sein Verlagsprogramm aufgenommen hat.

ISCADOR® ist der Hauptvertreter der verschiedenen Mistelpräparate. Rudolf Steiner hat um 1920 vor Ärzten ausführlich dargelegt, warum und wie die Mistel als Krebsheilmittel wirken kann. Dies zu einer Zeit, in der die Krebsmedizin nur aus der noch relativ groben Diagnostik und der nachfolgenden Operation bestand, einer Zeit, in der sich die Bestrahlungstherapie in ihren Anfängen eben erst entwickelte, einer Zeit, in der es weder eine hormonelle noch antihormonelle Therapie noch eine medikamentöse Krebstherapie gab.

Die anthroposophische Krebstherapie und die Misteltherapie gehen auf die anthroposophisch erweiterte Medizin zurück. 1920 hat Rudolf Steiner begonnen, diese Medizin vor Ärzten auszuführen, und hat darauf bestanden, dass sie nur von einem schulmedizinisch ausgebildeten und naturwissenschaftlich geschulten Arzt durchgeführt werden sollte. Das naturwissenschaftliche Fundament mit allen Kenntnissen der jeweiligen Zeit ist also die Voraussetzung dieser Medizin. Hinzu kommt aus einem erweiterten Menschheitsverständnis das Wissen um den Zusammenhang von Leib, Seele und Geist. Nur eine Therapie, die diese Trias diagnostisch und therapeutisch mit beinhaltet, wurde von ihm als Medizin der Zukunft angesehen. Die naturwissenschaftliche Medizin, die oft genug auf der Ebene des physischen Leibes stehen bleibt, hat zwar in den vergangenen

Jahren und Jahrzehnten große Erfolge errungen, es ist ihr trotzdem nicht gelungen, die Haupterkrankungen unseres Jahrhunderts in einem ausreichenden Maße zu therapieren. Im Gegenteil sterben heute immer mehr Patienten an den Folgen der Gefäßerkrankungen, und in zehn Jahren wird das Karzinom die Todesursache Nummer eins sein. Es muss deshalb gerechtfertigt sein, weitere therapeutische Verfahren zu entwickeln, um bessere Therapieergebnisse zu erzielen.

Dass seelische und geistige Aspekte zur Entstehung von Krebserkrankungen beitragen, ist heute immer offensichtlicher. Es ist auch in immer weiteren Untersuchungen dargelegt worden, dass diese Aspekte in der Nachfolgetherapie von Krebskrankheiten einen zusätzlichen therapeutischen Aspekt haben. Es sei hier an die Erfolge zum Beispiel der Visualisierungsübungen nach C.O. Simonton, des Selbstregulationstrainings nach Professor Grossarth-Maticek oder des hier beschriebenen Psychotrainings erinnert.

Das versagende Immunsystem, das es aus vielfältigen Gründen nicht mehr schafft, bösartige Zellen, die laufend im menschlichen Organismus bestehen, zu entdecken und abzutöten, ist eine der Hauptursachen der zunehmenden Krebserkrankungen. ISCADOR® ist ein Medikament, das sowohl immunstimulierend als auch krebszellenhemmend wirkt, wie wir im Nachfolgenden ausführen werden.

Alleine ISCADOR® zu spritzen, ist nach unserer Erfahrung in den allermeisten Krebsfällen keine ausreichende Therapie. Eine Kombination von Operation, Bestrahlung, Chemotherapie und hormonellen oder antihormonellen Medikamenten muss so gewählt werden, dass der individuelle Patient das beste Therapieergebnis bei bestmöglicher Lebensqualität erreicht. Eine »Schema-Therapie« ist abzulehnen und wird dem einzelnen Patienten nicht gerecht.

Die schulmedizinische Therapie muss kombiniert werden mit einer qualifizierten Misteltherapie, wie wir sie im Weiteren ausführen werden, weiterhin mit verschiedenen anderen Medikamenten aus der Vielfalt der anthroposophischen Heilmittel und der Phytotherapie sowie der mineralischen Heilmittel.

Hinzu muss ein Training des Patienten kommen, damit er lernt, die Ursache seiner Krebserkrankung nicht nur in seiner Umwelt zu sehen, sondern auch in seinem eigenen Verhalten. Es muss ihm vermittelt werden, welche Gründe hier vorliegen können und wie eine mögliche Therapie oder ein Training zur Überwindung dieser Faktoren aussehen kann.

Die Kombination dieser verschiedenen Elemente würden wir als eine menschenwürdige onkologische Therapie bezeichnen. Dieser anthroposophisch erweiterten Onkologie sei diese Reihe »ISCADOR® und mehr« gewidmet.

2. Vorwort zu »Krebs – den Lebensfaden wiederfinden«

»Die Psychoonkologie befasst sich mit der Beratung, Begleitung und Behandlung von seelischen und sozialen Problemen und Verhaltensweisen von Krebspatienten in den verschiedenen Phasen der Erkrankung, der Rehabilitation und des Sterbens. Sie schließt darüber hinaus Maßnahmen der primären und sekundären Prävention ein. Die psychoonkologische Arbeit zielt darauf ab, die selbstregulatorische Kompetenz des Kranken, seine Eigenkontrolle zu erhöhen, die Krankheitsverarbeitung zu unterstützen und die Lebensqualität während und nach der Behandlung zu verbessern.«

Dieser Definition der Psychoonkologie, oder besser: der psychosozialen Onkologie, durch Alma Sellschop ist nichts hinzuzufügen. Sie weist nachdrücklich auf die Tatsache hin, dass der krebskranke Patient einer ganzheitlichen Betreuung bedarf. Diese Betreuung darf sich nicht nur auf das medizinisch Erforderliche beschränken. »Um den Tumor herum gibt es einen Patienten«, diese Tatsache setzt sich nur langsam im Bewusstsein und in der praktischen Tätigkeit in unseren Praxen und Kliniken durch. Es ist notwendig, von der alleinigen Betrachtung der Tumorerkrankung und ihrer somatischen Auswirkungen hin zu einer ganzheitlichen Anschauung des leidenden Individuums zu gelangen. Diese Perspektive auf den Krebskranken muss noch um sein soziales Umfeld und die damit verbundenen sozialen und familiären Interaktionen erweitert werden.

Die Psychoonkologie hat in den vergangenen Jahren auch in Deutschland eine rasche Entwicklung genommen, bleibt jedoch häufig auf wissenschaftliche Studien, Workshops und

– in ihrem praktischen Therapieangebot – auf wenige Praxen und Kliniken beschränkt.

Die meisten onkologischen Abteilungen in den Kliniken verfügen nicht über die entsprechend ausgebildeten Ärzte, Psychologen und Therapeuten. Es ist im Gegenteil eher so, dass die vorhandenen Therapeuten mit ihrer normalen Tätigkeit so überbelastet sind, dass sie zusätzliche Aufgaben gar nicht mehr wahrnehmen können.

Und doch wissen wir, wie groß wir den Faktor einschätzen müssen, der durch eine psychische Unterstützung des Patienten zu einer Verbesserung seiner Lebensqualität und seiner Überlebenszeit führt.

Aus der so genannten Courtauld-Studie geht hervor, dass die psychische Einstellung des Krebspatienten gegenüber seiner Krankheit der bedeutsamste Parameter für die Überlebenszeit sei. Aktive Verleugnung und kämpferische Einstellung waren mit einem günstigeren Krankheitsverlauf, stoisches Akzeptieren, Fatalismus und Hilf- bzw. Hoffnungslosigkeit mit einer kürzeren Überlebenszeit assoziiert.

Die Krebskrankheit ist ein globaler Angriff nicht nur auf unseren physischen Leib, sondern auch auf Seele und Geist. Der Kranke muss nicht nur eine – je nach Art der Krebserkrankung und der Operation – größere oder kleinere Verstümmelung seines physischen Leibes hinnehmen, er ist auch im seelischen und geistigen Bereich massiv verwundbar. Fast jeder Patient hat nach einer Tumorerkrankung eine zumindest reaktive Depression und eine geistige Lähmung, ein Fatigue-Syndrom, das ihn in diesem Bereich völlig willenlos macht.

Dieses Fatigue-Syndrom hat nur zum Teil physische Ursachen – in einer Verminderung des Hb-Gehaltes des Blutes, zum Beispiel nach eingreifenden Operationen oder einer lang dauernden Chemotherapie oder Bestrahlung –, zum Großteil aber seelische und geistige Ursachen, die im Einzelnen noch nicht völlig erforscht sind.

Das Fatigue-Syndrom belastet die Patienten enorm. Wie Umfragen zeigen, leiden 90 Prozent aller Krebspatienten daran und fürchten sich vor dieser völligen Erschöpfung am meisten; Ärzte hätten sicher den Tumorschmerz als den Parameter hingestellt, vor dem die Patienten die größte Angst haben.

Wir haben in langjähriger Klinik- und Praxistätigkeit mit zahlreichen schwer kranken Krebspatienten häufig sehen können, dass viele durch ihre persönliche Einstellung, den Halt in der Familie, den Einfluss einer spirituellen Haltung oder auch durch ein aktives Unterstützungsprogramm die ihnen verbleibende Lebenszeit bei guter Lebensqualität verbringen konnten und oftmals erstaunliche Überlebenszeiten erreichten.

Aus unserer praktischen Tätigkeit sind uns zwei Patientinnen erinnerlich, bei denen von der Tumorsituation her ähnliche Voraussetzungen gegeben waren. Es handelte sich in beiden Fällen um ein metastasierendes Mammakarzinom, bei dem bereits zur Primäroperation befallene Lymphknoten in der Achselhöhle, aber auch schon Metastasen in der Lunge festgestellt wurden. Nach rein statistischen Kriterien ist in einem solchen Falle mit einer 5-Jahres-Überlebenszeit von allenfalls 25 Prozent zu rechnen.

Die eine Patientin, alleinerziehend und mit ihrer Erkrankung weitgehend allein gelassen, ohne große familiäre Unterstützung von der Sozialhilfe lebend, haderte für die ihr verbleibende Zeit mit ihrem Schicksal und nahm auch keine Therapieangebote wahr, die möglich gewesen wären. Sie litt sehr unter dem Verlust der einen Brust und unter den Nebenwirkungen der Chemotherapie und Bestrahlungsbehandlung in Form von Übelkeit und Haarausfall. Sie verstarb in Verbitterung zwei Jahre nach ihrer Operation.

Die andere, ursprünglich vergleichbare Patientin fand Halt in ihrer Familie, bei ihrem Ehepartner und wurde von ihrem sozialen Umfeld in Phasen einer reaktiven Depression aufgefangen und motiviert, gegen diese Krankheit anzukämpfen. Sie hatte ein Ziel: das Aufwachsen der Enkelkinder und deren Einschulung noch zu erleben. So nahm sie jegliches Therapieangebot an. Sie führte nicht nur eine qualifizierte Misteltherapie durch, sondern hatte sich für jeden Tag ein Therapieprogramm zugelegt, das sowohl körperliche Aktivität, Visualisierungsübungen nach Simonton, Meditationsübungen und künstlerische Therapie umfasste. Diese Patientin überlebte ihre Krebserkrankung um acht Jahre und konnte so noch die Erstkommunion eines ihrer Enkelkinder erleben. In dieser langen Überlebenszeit war sie nicht nur physisch anwesend, sondern konnte auch aktiv am Leben der Familie und ihrer sozialen Umwelt teilnehmen. So führte sie bis drei Monate vor ihrem Tod noch ein wirklich lebenswertes Leben und schöpfte daraus auch die Kraft, die letzten drei Monate in einer bewundernswerten Haltung und in Dankbarkeit für die geschenkten Lebensjahre ertragen zu können.

Viele Patienten sind nach ihrer Krebsoperation im seelisch-geistigen Bereich unglaublich verwundbar. Sie registrieren jegliches Zögern des Arztes, ein eventuelles Stirnrunzeln oder eine entsprechende, unvorsichtige Aussage.

So versuche ich immer bei der Ultraschalluntersuchung, die für die Nachsorge in Abständen notwendig wird, meine Gesichtszüge so zu beherrschen, dass die Patienten nicht in Ängste versetzt werden. Oft hat man rein technisch das Problem, dass sich zum Beispiel zu viel Luft im Bauchraum befindet und man damit die Leber nicht vollständig einsehen kann. Ein Stirnrunzeln führt dann bereits zu ängstlichen Fragen des Patienten, der meint, dass dieses Stirnrunzeln damit zusammenhängen würde, dass man eine Metastasierung entdeckt habe. Auch ist auffallend, dass die Patienten sehr genau die Zeit registrieren, die man mit der Untersuchung eines bestimmten Organs verbringt. Untersucht man zum Beispiel die Leber sehr gründlich in allen Abschnitten und braucht dafür vielleicht länger als bei der letzten Untersuchung, wird der Patient sofort unruhig. Hat man wiederum sehr gute Bedingungen und kann die Untersuchung rasch durchführen, beginnt der Patient zu zweifeln, ob man auch alles richtig gesehen habe.

Auch bei der Besprechung zum Beispiel von Röntgenbefunden sind die Patienten sehr empfindlich. Wenn dort beispielsweise zu lesen ist: »Derzeit kein Anhalt von Metastasierung«, so nehmen viele dies sofort negativ auf, anstatt sich über das gegenwärtige Ergebnis zu freuen. Der Ausdruck »derzeit« schließt für sie die Drohung ein: »Du wirst schon sehen, beim nächsten Mal werden wir dann Metastasen entdecken!«

So müssen wir Ärzte mit unseren Krebspatienten sehr vorsichtig umgehen, und wenn bei einem kürzlichen Krebskongress für Patienten in Stuttgart von Klinikkollegen ausgeführt wurde, dass man sehr wohl Klinikpsychoonkologen brauchen würde, jedoch nicht die Mittel dafür habe und deren Aufgabe nicht auch noch übernehmen könne, so ist das zwar richtig, entbindet aber gerade uns als Kollegen nicht davon, unsere Äußerungen, die wir den Patienten gegenüber tun, unter Kontrolle zu haben.

»Da sind die Chancen aber schlecht...« als Reaktion auf das Lesen des Entlassungsbriefes einer Klinik ist bestimmt keine psychoonkologische Motivation für einen Patienten. Auch das unaufgeforderte Mitteilen schlechter Zukunftsperspektiven sollte unterlassen bleiben. Es ist manchmal für die Patienten ein Selbstschutz, nicht nach ihrer möglichen Überlebenszeit zu fragen, und gerade wir Ärzte sollten dazu nur äußerst vorsichtig Stellung nehmen, da es wohl keine Frage gibt, bei der wir uns nicht schon mehr getäuscht hätten. Einem Patienten ohne Aufforderung zu erzählen, dass er noch acht

Wochen zu leben hätte, führt unmittelbar zu einer schweren Depression und einer Lähmung, die therapeutisch nicht erwünscht sein kann.

Wir wollen im Folgenden nach einem Abriss der Geschichte und der Ergebnisse der Psychoonkologie Überlegungen zu der Frage anstellen, ob es wirklich eine Krebspersönlichkeit gibt oder ob wir nicht alle Krebspersönlichkeiten sind, aber eben nur nicht alle erkranken. Weiterhin wollen wir zeigen, wie eine anthroposophisch erweiterte Onkologie mit einer qualifizierten Misteltherapie, mit künstlerischen Therapien einschließlich Heileurythmie, Gesprächstherapie und psychoonkologischen Interventionen und mit verschiedenen spezifischen Begleitmedikamenten zu einer Verbesserung der Überlebenszeit und der Lebensqualität führen kann.

Die Selbstregulation nach Professor Grossarth-Maticek gibt uns ein Instrument für die Diagnostik der Defizite unserer Krebspatienten in die Hand, gleichzeitig aber auch ein Trainingsprogramm, das wir bei ihnen anwenden können, wobei wir bei verschiedenen Patientengruppen sehen können, dass die Überlebenszeiten und die Lebensqualität deutlich verbessert werden.

Das Integrative Selbstregulations-Training (IST) nach von der Lehr gibt Ärzten und Patienten ein weiteres Instrument an die Hand, um an der Selbstregulation zu arbeiten und Kontrollmöglichkeiten der Verbesserung aufzuzeigen.

Ganz eindeutig zeigt sich eine positive Synergie zwischen einer ISCADOR®-Behandlung und dem Selbstregulationstraining, sodass auch hier erstaunliche Verbesserungen von Überlebenszeit und Lebensqualität festgestellt werden können.

In langen Praxisjahren haben wir ein Programm entwickelt, das zunächst einmal die Krankheitsbedrohung durch die aufgetretene Krebserkrankung realisiert, was dem Patienten hilft, seine persönlichen Beziehungen zu durchschauen, seine

Ziele für die nähere und weitere Zukunft zu definieren und den Erfolg seiner Bemühungen zu kontrollieren.

Eine Vielzahl praktischer Übungen schließen sich an, die sich insgesamt im Praxisalltag sehr bewährt haben. Sie beinhalten Entspannungsübungen, Visualisierungsübungen, Farblicht-Therapie-Übungen und Übungen zum Umgang mit der Familie und den Partnern.

Viele Patienten leiden nach der Krebserkrankung durch die Operation oder durch die anschließend eingesetzten Medikamente an einer massiven Störung der Sexualität. Hier gilt es, Verständnis für die Krankheitssituation zu vermitteln, aber auch Gesprächsmöglichkeiten zwischen den Partnern aufzuzeigen und vielleicht auch Wege zu einer neuen Zärtlichkeit zu weisen.

Der Eosinophilen-Funktionstest hat sich in unserer Praxis seit Jahren bewährt, da er sowohl als immunologischer Verlaufsparameter bei einer ISCADOR®-Therapie eingesetzt werden kann, aber auch seelische Blockierungen anzeigt, die wiederum das Immunsystem massiv herunterregeln, sodass die Progression einer Krebserkrankung droht.

Im Anhang haben wir verschiedene Arbeitsmaterialien zum Kopieren für unsere Patienten zusammengestellt, die die praktische Arbeit mit diesem Programm ermöglichen.

Ein Mythos erzählt von den alten Göttern, die zu entscheiden versuchten, wo sie die Kraft des Weltalls verstecken sollten, damit sie der Mensch nicht finden und zerstörerisch verwenden könne.

Ein Gott sagte: »Lasst sie uns auf der Spitze des höchsten Berges verstecken.« Aber sie entschieden, dass der Mensch die große Kraft finden würde.

Ein anderer sagte: »Lasst sie uns auf dem Grunde des Meeres verstecken.« Wieder entschieden sie, dass der Mensch auch die Tiefe der See erforschen würde.

Ein dritter Gott schlug vor: »Lasst uns die große Kraft des Weltalls in der Mitte der Erde verstecken.« Aber sie vermuteten, dass der Mensch eines Tages auch diese Region erobern würde.

Schließlich sagte der weiseste Gott: »Ich weiß, was zu tun ist. Lasst uns die große Kraft des Universums im Menschen selbst verstecken. Er wird niemals daran denken, dort danach zu suchen.«

Nach diesem alten Mythos versteckten sie die Kraft des Universums tatsächlich im Menschen, und sie ist immer noch dort. Wenige Menschen sind sich jemals darüber klar geworden, dass die große Kraft des Universums, die Kraft zu töten oder zu heilen, in ihnen selbst liegt.

Wir selbst haben damit die Möglichkeit, zu unserer Heilung und Gesundung beizutragen, wir müssen aber eine Möglichkeit finden, an diese große Kraft heranzukommen.

Die modernen Behandlungsmöglichkeiten der Onkologie führen weitestgehend dazu, dass diese starke Kraft verschüttet wird und ein generalisiertes Fatigue-Syndrom bei den Patienten auftritt.

Es ist unsere Aufgabe als Ärzte, dem Patienten in seiner Erkrankung zu helfen, diese Kraft in sich zu finden, Anschluss an sie zu gewinnen und sie für seine Gesundung zu verwenden.

Stuttgart, im Oktober 2002
Dr. med. Richard Wagner

3. Zur Geschichte der Psychoonkologie

Viele alte Hochkulturen Asiens, Südamerikas und Europas verdeutlichten in Bildern und in Schriften das Auftreten bösartiger Geschwülste bei Mensch und Tier. So wurde Knochenkrebs schon bei ägyptischen Mumien, aber auch bei Dinosauriern festgestellt. Griechische Ärzte, vor allem die Schule von Hippokrates (um ca. 400 v. Chr.), schrieben dem Ungleichgewicht von Körpersäften eine krank machende Wirkung hinsichtlich der Entstehung von bösartigen Geschwülsten zu. Dabei wurden die Eigenschaften von Körpersäften (Blut, Galle) mit den Charaktermerkmalen (Sanguiniker, Phlegmatiker) eines Krebspatienten (Säftelehre) in Zusammenhang gebracht. Bis in das Mittelalter hielt sich der Glaube, bösartige Krankheiten seien eine Strafe Gottes. Aufzeichnungen von Badern aus dem Mittelalter lassen vermuten, dass bestimmte Familien häufiger von bösartigen Geschwülsten heimgesucht wurden als andere.

Eine erste Beschreibung zur Krebsentstehung kam im Jahre 1775 aus London. Der englische Arzt Percival Pott bemerkte, dass Knaben, die wegen ihrer Geschmeidigkeit und Körpergröße Kaminkehrer waren und in die Kamine der Londoner Häuser kletterten, häufig sehr früh an Skrotaltumoren verstarben. Pott wusste aus naturwissenschaftlicher Sicht wenig über eine Krebsentstehung, er erkannte aber, dass der Ruß, der lange auf den kleinen Patienten verblieb, weil die hygienischen Verhältnisse erbärmlich waren, nach Jahren Krebs auslösen konnte.

Am Ende des 19. Jahrhunderts war es dann der Pathologe Virchow, der über seine mikroskopische Untersuchung zu dem Schluss kam, dass jede Zelle aus einer Vorgängerzelle hervorgeht. Damit war der Kausalzusammenhang gegeben, dass ein

Zellschaden an die Nachfolgezelle weitervererbt wird und dass sich daraus eine bösartige Geschwulst, eine Krebskrankheit, entwickeln kann. Dieses Virchowsche Prinzip ist auch heute noch Grundlage des Erkenntnisweges der modernen Naturwissenschaften in der Erforschung der Krebsentstehung. Wir wissen heute jedoch, dass der biologische Prozess, der zu einer Krebszelle führt, unglaublich kompliziert und vielfältig ist und ganz verschiedenen Einflussmöglichkeiten unterliegt.

Heute ist nicht nur bekannt, dass die Inhaltsstoffe von Ruß und Teer nach zellulärem Kontakt bestimmte Krebsarten auslösen können, sondern dass auch bestimmte Zusatzstoffe (Promotoren) vorhanden sein müssen, die die Krebsentstehung begünstigen, ohne gleichzeitig krebsauslösend zu sein. Zu diesen Promotoren zählen Ängste oder Depressionen, die dann wiederum über zum Beispiel hormonelle Veränderungen das Immunsystem schwächen, sodass die ständig bei Reparaturvorgängen entstehenden bösartigen Zellen nicht mehr wirksam bekämpft werden können und letztlich eine Krebskrankheit entsteht. Es kann aber auch sein, dass diese Ängste und Depressionen eine Änderung der Verhaltensweise der Patienten zur Folge haben, sodass sie sich immer mehr karzinogene Substanzen zuführen, so zum Beispiel in Form von hohem Zigarettenkonsum oder Alkoholgenuss mit dem damit verbundenen Risiko eines Lungen-, Speiseröhren-, Magen- oder Darmkrebses.

Wir können heute sehr genau erklären, wie eine Krebszelle entsteht, und wir kennen in vielen Fällen sogar die genetischen Fehler, die zur Bildung einer solchen Krebszelle notwendig sind. Gerade zum Beispiel für das Kolonkarzinom, aber auch für das Prostatakarzinom sind Mutationen in bestimmten Genen bis zu den einzelnen Aminosäure-Bausteinen geklärt.

Wir wissen aber immer noch nicht, warum eine dann entstandene Krebszelle bei dem einen Patienten durch ein gut funktionierendes Immunsystem als fremdartig erkannt und abgetötet wird oder warum es bei einem anderen Menschen zu einer Maskierung der Tumorzelle kommt, das Abwehrsystem wie gelähmt erscheint und der Krebs sich in unterschiedlich schneller Geschwindigkeit im Körper ausbreiten kann.

4. Gibt es eine Krebspersönlichkeit?

Die Frage, ob es eine Krebspersönlichkeit gibt, wird in der medizinischen Psychologie seit langen Jahren und Jahrzehnten leidenschaftlich und völlig konträr diskutiert. So haben Friedman und Rosenman seit 1959 versucht, das Verhalten von Patienten mit verschiedenen Erkrankungen in drei Kategorien einzuteilen.

Das so genannte Typ-A-Verhalten wurde als leicht erregbar, aggressiv, spannungsgeladen und mit einer niedrigen Toleranzschwelle für Ärger beschrieben. Patienten, die dieses Typ-A-Verhalten haben, wurden mit einem höheren Risiko, an einer koronaren Herzerkrankung zu erkranken, in Verbindung gebracht.

Das so genannte Typ-B-Verhalten ist dagegen durch eine persönliche Zufriedenheit geprägt und beschreibt Patienten mit wenig Durchsetzungsvermögen und einem reduzierten Leistungswillen. Diese Patienten zeigen weniger Herzerkrankungen.

Temshok und Fox konnten in ihren Untersuchungen 1979 Melanompatienten nicht in ein Typ-A- oder Typ-B-Verhalten eingliedern. Sie fanden, dass diese Patienten äußerst kooperativ, geduldig, passiv bis antriebsarm, nicht rechthaberisch, friedfertig und Dinge als solche akzeptierend beschrieben werden konnten.

Dieses Verhalten wurde von ihnen als Typ-C-Persönlichkeit charakterisiert, die versucht, ständig Harmonie aufzubauen, um Ärger oder Ängste zu kaschieren und damit eine Atmosphäre des Wohlbefindens und des Wohl-gelitten-Seins zu erreichen. Der Unterschied zu der Typ-B-Persönlichkeit liegt darin, dass Typ-C-Personen ihre negative Emotion wie Angst oder Ärger unterdrücken und die Fassade des glücklichen Gefühls aufrechterhalten wollen, während Persönlichkeiten mit einem Typ-B-Verhalten sehr wohl ihre Gefühle wie Angst, Ärger, Traurigkeit oder Freude ausdrücken können.

Herausgefunden wurde, dass das Typ-C-Verhalten gerade bei Melanompatienten zu einer schlechteren Prognose und somit Überlebenszeit führt. In der Zwischenzeit wurden diese Untersuchungen sowohl bei Brustkrebspatientinnen, als auch bei verschiedenen anderen onkologischen Erkrankungen bestätigt.

In jüngster Zeit wurden von Schedlowski und Tewes (siehe Literaturverzeichnis) andere Verhaltensmuster in die Psychoonkologie eingeführt. Sie beschreiben das »Coping-Verhalten« als einen Versuch des Individuums, mentale Strategien und physische Techniken zu entwickeln, um Stress und Konflikte bewältigen zu können. Dabei können Stresssituationen zu Wahrnehmungsstörungen führen, die im äußersten Fall eine Situation als nicht existent betrachten. Für Tumorpatienten kann dies bedeuten, dass sie ihre Krankheit als nicht vorhanden ignorieren und notwendige Therapien aufschieben oder sogar verweigern.

Immer wieder zeigt sich, dass es Patientinnen gibt, die zum Beispiel einen Knoten in der Brust tasten und bis zu einem Jahr brauchen, zur Untersuchung zu gehen und die Malignität dieses Knotens abklären zu lassen.

Es steht zu vermuten, dass ein bestimmtes Coping-Verhalten durch die molekularen Interaktionen von Neuroendokrinium, Hormonen und Immunsystem beeinflusst wird, was im Einzelfall zu einem vermehrten Tumorwachstum und zu einer Metastasierung führen kann.

So ist nachgewiesen, dass zum Beispiel Brustkrebspatientinnen, die ihre Angst unterdrückten, deutlich schlechtere immunologische Werte hatten als Patientinnen, die diese Ängste ausdrücken und es auch zulassen konnten, diese Angst zu erleben.

So kann man zu dem Schluss kommen, dass die Unterdrückung von Emotionen etwas mit dem Fortschreiten von Tumorerkrankungen zu tun hat.

Wir können aber auch den Umkehrschluss ziehen, dass ein Training, das den Patienten dazu bringt, sein Coping-Verhalten zu verändern, Emotionen zuzulassen und Stressoren zu bewältigen, durch den postitiven Einfluss auf das Immunsystems zu einer erheblich besseren Prognose führen kann.

Hier hat in den letzten Jahrzehnten die Psychoneuroimmunologie wichtige Erkenntnisse erbracht. Glaubte man noch in den Sechzigerjahren, dass die Lymphozyten, die Hauptträger der spezifischen Abwehr, als Nahrungsmittel für andere Zellen dienen würden, so kennen wir heute die extreme Spezialisierung der Untergruppen gerade dieser Lymphozyten, die über Regelkreise sowohl mit dem Neuroendokrinium als auch mit ganz verschiedenen hormonellen Organen verbunden sind.

Lange Zeit wurden Nervensystem und Immunsystem als weitgehend voneinander unabhängig funktionierende Systeme angesehen. Heute wissen wir, dass beide an verschiedenen Knotenpunkten in enger funktioneller Wechselbeziehung stehen. Botenstoffe des Nervensystems wirken auf Immunzellen und solche des Immunsystems beeinflussen das Nervensystem. Neuronale Botenstoffe scheinen auch in Immunzellen und typische Immunzellen-Botenstofffe wiederum in Neuronen gebildet werden zu können. Damit wissen wir um funktionelle Wechselbeziehungen zwischen dem Nervensystem und dem Immunsystem – auch bei anderen Erkrankungen wie zum Beispiel der Arthritis, Pankreatitis oder der Multiplen Sklerose.

Für weitere Informationen zur Psychoneuroimmunologie sei auf das Literaturverzeichnis verwiesen.

Nachfolgend fassen wir die theoretischen Konzepte einer psychosozialen Krebsgenese zusammen:

- Krebspersönlichkeit (Typ C): depressiv, harmoniebedürftig, gefühlsisoliert, trennungssensibel.
- Typ-C-Verhalten: nachgiebig, überangepasst, unterwürfig, abhängig.
- Risikoverhalten: Verleugnung von Bedrohung, Vermeidung präventiver Maßnahmen.
- So genannter DI-Stress: chronische Überlastung.
- Lebensentwurf, Lebenssinn: Verlust und Aufgabe wesentlicher Lebensinhalte und Lebensziele.

Vergleicht man jedoch nun die hypothetischen Merkmale bei Mamma- und Bronchialkarzinompatienten, so sehen wir, dass bei beiden Karzinomen sowohl Verleugnung und Verdrängung als auch eine verminderte Gefühlsabfuhr, eine gehemmte Sexualität oder eine erhöhte Depressivität vorhanden sind, bei beiden auch vermehrt Verlusterlebnisse. Aufgrund dieser hypothetischen Merkmale kann man diese beiden großen Patientengruppen nicht unterscheiden, kleinere Untergruppen sind statistisch nicht signifikant.

Betrachten wir die Patienten in unserer Praxis, so können wir feststellen, dass sehr wohl eine Reihe von ihnen ein Typ-C-Verhalten zeigt, dass es aber auch viele gibt, die sowohl dem Typ-A- oder dem Typ-B-Verhalten zugeordnet werden können, andere wiederum können in keine dieser Kategorien eingeordnet werden und haben trotzdem eine Krebskrankheit bekommen.

Bei vielen Patienten gelingt es selbst in langen Gesprächen nicht, aus der biografischen und Krankheits-Anamnese und aus ihrem Verhaltensmuster auf einen Grund für das Entstehen einer Krebskrankheit zu schließen. Vielmehr gibt es auch durchaus solche, die sowohl in einer offensichtlich nicht krebsbelasteten Familie mit einer glücklichen Kindheit aufgewachsen sind, eine vernünftige und befriedigende Berufsausbildung durchgemacht haben, den Wunschpartner für das weitere Leben gefunden und mit ihm eine glückliche Familie aufgebaut haben und die auch während langer Jahre den Ausgleich zwischen der eigenen Berufstätigkeit und den Ansprüchen der Familie geschafft haben mit genügend Zeit für die eigene Entspannung und Ruhe. Und dennoch haben auch sie Krebs bekommen.

Es muss also noch ein ganz individuelles biografisches Geschehen hinzukommen, damit eine solche Krankheit ausgelöst wird. Auch der Einfluss von »Stressoren« auf die einzelnen Patienten scheint sehr unterschiedlich zu sein. Manchmal erscheint es uns wie bei einer Ozonbelastung, wobei manche Menschen bei sehr hohen Ozonwerten noch joggen können, andere schon bei niedrigeren Ozonwerten zum Beispiel einen Kreislaufkollaps oder Asthmaanfall erleiden. Hier gibt es eine individuelle Empfindlichkeit, genauso wie für den Elektrosmog. Es ist bislang nicht erklärlich, warum manche Patienten auch im unmittelbaren Abstrahlungsgebiet einer starken Funkantenne, zum Beispiel für den mobilen Telefonverkehr, keinerlei Symptome aufweisen, andere jedoch unter neurologischen Störungen oder unter Durchblutungsstörungen des Neuroendokriniums leiden.

Sehr deutlich ist es jedoch, dass das weitere Verhalten nach Auftreten der Krebskrankheit und nach der Operation einen Einfluss auf die Überlebenszeit und die Lebensqualität der Patienten hat. Viele scheinen nach der Diagnose ein Typ-C-Verhalten zu entwickeln, das dann für die weitere Prognose sehr ungünstig ist.

Für diese Patienten muss zunächst ein Diagnoseinstrument, wie zum Beispiel der Selbstregulations-Fragebogen nach Professor Grossarth-Maticek, herangezogen werden, um das Maß der Störung festzustellen, und dann ein Programm entwickelt werden, diese Störungen auf körperlicher, seelischer und geistiger Ebene therapeutisch zu beeinflussen und damit die Prognose massiv zu verbessern.

5. Anthroposophisch erweiterte Onkologie als Therapie für Leib, Seele und Geist

Die anthroposophisch erweiterte Medizin umfasst die Einbeziehung von Leib, Seele und Geist in Diagnostik und Therapie von Patienten. Sie wurde von Rudolf Steiner nach 1910 in verschiedenen Kursen und Vorträgen vor Ärzten entwikkelt und wird über die ganze Welt heute von anthroposophischen Ärzten und in vielen Kliniken (siehe Anhang) durchgeführt.

1920 wurde die Misteltherapie von Rudolf Steiner vor Ärzten als Krebsheilmittel eingeführt, und seit dieser Zeit wird sie von einer zunehmenden Anzahl von Ärzten und Therapeuten bei einer zunehmenden Anzahl von Patienten mit ganz unterschiedlichen Krebslokalisationen zur Therapie eingesetzt.

Der Hauptvertreter der heute auf dem Markt befindlichen Mistelpräparate ist das ISCADOR®, das das am besten dokumentierte und durch Studien kontrollierte Präparat darstellt. Wir werden uns im Folgenden deshalb besonders mit der Therapie mit ISCADOR® beschäftigen und nur kurz auf die anderen Mistelpräparate eingehen. Die Ausführungen zu ISCADOR® gelten mit kleinen Abweichungen aber auch für die anderen Mistelpräparate, solange sie einen Gesamtextrakt aus der Mistelpflanze enthalten und nicht nur eine Teilfraktion dieser Inhaltsstoffe, wie zum Beispiel das Mistellektin I, bevorzugen und solange sie den von Rudolf Steiner postulierten und nachgewiesen wirksamen Mischprozess durch eine spezielle Mischapparatur durchgemacht haben. Präparate, die diese Voraussetzungen nicht erfüllen, können in Teilaspekten immunstimulierend sein, verfügen jedoch nicht über das breite Wirkungsspektrum der auf anthroposophischer Basis hergestellten Mistelpräparate und werden deshalb von uns nur in Ausnahmefällen oder bei besonderen Fragestellungen eingesetzt.

Misteltherapie mit ISCADOR®

Wir unterscheiden heute zwischen 500 und 600 verschiedene Inhaltsstoffe der Mistel, die durch eine Elektrophorese aufgetrennt und analysiert werden können. Folgende Inhaltsstoffe sind wichtig:

- Wir finden im Gesamtextrakt über 20 verschiedene Lektine, wobei die Hauptlektine I, II, III und IV durch Unterlektine (Isolektine) ergänzt werden.
- Die Viskotoxine sind in mindestens sechs Varianten enthalten.
- Der Gesamtextrakt enthält über 1000 verschiedene Enzyme.
- Wir finden einen hohen Gehalt an DNA, an Thiolen, Fetten, Phytosterolen, Flavonoiden und Phenylpropanen.
- Darüber hinaus enthält die Mistel zahlreiche Mineralien wie Kalium und Phosphate.

Generell können wir sagen, dass die Mistellektine und die Viskotoxine sowohl zytotoxisch als auch zytostatisch wirksam sind, darüber hinaus stimulieren Mistellektine zusammen mit den Oligo- und Polysacchariden das Immunsystem, wobei die Anzahl der Immunzellen vermehrt wird. Die Lektine sind die einzige bekannte Verbindung, die gleichzeitig zytostatisch und immunstimulierend wirken kann.

Wichtig ist, dass der Gesamtextrakt der Mistel angewendet wird, weil es vielfältige Interaktionen innerhalb der Inhaltsstoffe gibt. So gibt es Hinweise, dass die Lektine nur bei vorhandenen Viskotoxinen funktionieren, eine isolierte Anwendung von Mistellektinen also nicht sinnvoll erscheint.

Bei den Lektinen stellen wir vielfältige immunstimulierende Funktionen fest, von einer makrophagenaktivierenden Wirkung bis hin zu stimulierenden Wirkungen auf die verschiedenen so genannten Zytokine, die für die regulatorischen Verbindungen innerhalb des Immunsystems verantwortlich sind.

Es sei hier auf unsere Ausführungen an verschiedenen anderen Stellen hingewiesen (siehe Literaturverzeichnis).

Weiterhin wichtig zu wissen ist, dass es sich bei der Wirkung der Misteltherapie um eine immunmodulierende Wirkung handelt. Es gibt keinerlei Untersuchung, die nachweisen würde, dass es durch eine Stimulation bestimmter Einzelparameter zu einer Vermehrung von Tumorzellen oder gar zu einer Progression einer Tumorerkrankung kommen könnte. Dies ist von bestimmter Seite immer wieder behauptet worden, konnte jedoch bis heute nicht nachgewiesen werden.

Im Gegenteil konnten wir aufzeigen, dass zum Beispiel das Interleukin 6, das bei einer Überstimulation zu einer Progression von Tumorzellen führen könnte, durch einen Mistelextrakt bei überhöhten Werten vor Beginn der Therapie in den Normbereich zurückgeführt werden konnte und so gerade die Progressionsgefahr für diese Patienten vermindert werden konnte.

Eklatant ist die Fähigkeit der Lektine, Tumorzellen anzugreifen; dies geschieht über die Anregung der so genannten Apoptose, also die Selbstvernichtung der Tumorzellen. Arndt Büssing von der Universität Witten-Herdecke hat diese Wirkung genauer erforscht, es sei auf das Literaturverzeichnis verwiesen.

Mindestens 70 Prozent aller Patienten reagieren auf eine Misteltherapie; dass nicht alle mit den unterschiedlichsten Tumorerkrankungen gleich gut auf ein solches Präparat reagieren können, versteht sich eigentlich von selbst. Es wird wohl keine onkologische Therapie geben, die bei 100 Prozent aller Patienten wirkt, so schön das auch wäre.

Um die Wirkung der Mistelpräparate festzustellen, muss ein kleines Monitoring, das wir im Folgenden ausführen werden, durchgeführt werden, damit man mit Sicherheit davon ausgehen kann, dass das eingesetzte Mittel und die eingesetzte Dosierung auch ausreichend für das therapeutische Vorgehen beim Patienten sind.

Bei der ISCADOR®-Therapie unterscheiden wir die so genannte Initialtherapie, die Basistherapie und die Therapie mit den Serienpackungen I und II.

Den Angaben des Herstellers (Adresse s. S. 139) ist zu entnehmen, welche bestimmte Mistelsorte für das jeweilig zu behandelnde Karzinom eingesetzt werden soll. So wird zum Beispiel das Mammakarzinom vor dem Klimakterium und ohne Chemotherapie mit ISCADOR® M, das Mammakarzinom nach dem Klimakterium oder unter einer Hormontherapie oder einer Chemotherapie oder Bestrahlungsbehandlung mit ISCADOR® P behandelt. Das Prostatakarzinom würden wir mit der Eichenmistel, ISCADOR® Qu, behandeln. Für die weiteren Tumorlokalisationen und deren entsprechendes ISCADOR®-Präparat sei auf die ISCADOR®-Richtlinien der »WELEDA« (Adresse s. S. 139) hingewiesen.

Um das entsprechende Mistelpräparat auszuwählen, kann auch der Misteldifferenzierungstest (MDT) nach Wagner eingesetzt werden (siehe Literaturverzeichnis und Anhang).

Als *Gegenanzeigen* für eine Misteltherapie sind bekannt:

- Bekannte Allergien auf Mistelzubereitungen. Hier muss eine Desensibilisierungsbehandlung durchgeführt werden.
- Akut entzündliche bzw. hoch fieberhafte Erkrankungen mit Temperaturen über 38 °C.
- Floride Tuberkulose.

- Floride Hyperthyreose mit nicht ausgeglichener Stoffwechsellage.
- Primäre Hirn- und Rückenmarkstumoren oder intrakranielle Metastasen mit Gefahr einer Hirndrucksteigerung. Hier muss bei zurückhaltender Indikationsstellung eventuell mit einer geringeren Dosierung versucht werden, eine Misteltherapie einzuleiten.
- Strenge Indikationsstellung in der Schwangerschaft, auch wenn sich in den vergangenen Jahrzehnten keinerlei Nebenwirkungen bezüglich des embryonalen Wachstums und der Differenzierung gezeigt haben. Aus Vorsichtsgründen wird deshalb vor einer Anwendung in der Schwangerschaft abgeraten.

Als *Nebenwirkungen* kennen wir:

- Eine leichte Steigerung der Körpertemperatur, die therapeutisch erwünscht ist und die bei den meisten Krebspatienten die vorhandene Temperaturstarre beziehungsweise Untertemperatur auflösen soll.
- Eine leichte und örtlich begrenzte entzündliche Reaktion um die Einstichstelle sowie eine vorübergehende leichte Schwellung der regionalen Lymphknoten. Bei einer Größe von mehr als 3 bis 5 cm sollte die nächste Ampulle bezüglich der Dosierung halbiert werden, die übrig gebliebene Hälfte darf nicht weiterverwendet werden.
- Fieber über 38 °C tritt extrem selten auf. Die nächste Ampulle sollte dann mit reduzierter Konzentration gegeben werden.
- In seltenen Fällen subkutane Knötchenbildung am Injektionsort, größere Schwellungen regionaler Lymphknoten und Aktivierung von Entzündungen.
- Selten allergische oder allergoide Reaktionen wie generalisierter Pruritus, lokale oder generalisierte Urtikaria, Blasenbildung, Exanthem, Erythema exudativum multiforme

(ein dokumentierter Fall), Quincke-Ödem, Schüttelfrost, Atemnot, Bronchospasmus und Schock. Von den unter diesem Punkt genannten Nebenwirkungen haben wir in 25 Jahren Therapie lediglich drei Patienten gehabt mit einem generalisierten Pruritus und einen Patienten mit einem leichten Schüttelfrost. Bei allen Patienten waren die Erscheinungen nur vorübergehend, die Therapie konnte trotzdem fortgesetzt werden.
- Gelegentliche Venenreizungen, insbesondere beim Vorliegen einer chronischen Thrombophlebitis.
- Bei primären Hirn- und Rückenmarkstumoren oder intrakraniellen Metastasen kann es zu Symptomen einer Hirndruckerhöhung kommen (siehe auch unter »Gegenanzeigen«).

An *Wechselwirkungen* gibt es keine gravierenden Nebenwirkungen. Die Behandlung soll immer während einer Chemotherapie, einer Hormontherapie oder einer Strahlentherapie durchgeführt werden und senkt hierdurch nachweislich und deutlich die Nebenwirkungen der genannten Therapien. Während einer starken Chemotherapie muss die Dosis angepasst werden, wir werden im Folgenden darauf noch eingehen.

Hier ist wichtig zu beachten, dass den Patienten heute von vielen Onkologen gesagt wird, man dürfe während einer schulmedizinischen Krebstherapie die Mistelpräparate nicht anwenden. Dafür gibt es keinerlei Grund!

Im Gegenteil gibt es eine ganze Anzahl von Studien, die die Verbesserung der Lebensqualität im Sinne von vermindertem Brechreiz oder Stabilisierung des Blutbildes gerade während einer Chemotherapie aufweisen. Es gibt keinerlei Hinweise dafür, dass eine gleichzeitig durchgeführte Misteltherapie die Wirkung einer Hormontherapie, Chemotherapie oder Bestrahlungsbehandlung vermindern oder gar gefährden würde.

Generell wird bei ISCADOR® mit einer Einleitungsphase, der *Initialtherapie*, begonnen. Dabei wird jeweils mit der Serienpackung 0 von der jeweiligen ISCADOR®-Sorte angefangen (z.B. ISCADOR® M, ISCADOR® Qu oder ISCADOR® P) und dreimal wöchentlich 1 ml subkutan in ansteigender Konzentration injiziert, entsprechend der Zusammenstellung der Serie.

Die Patienten werden zur Selbstinjektion angeleitet, da diese Therapie ohne weiteres von ihnen selbst durchgeführt werden kann.

Vor Beginn einer solchen Misteltherapie sollte definiert werden, was das therapeutische Ziel darstellen soll. Bei einem Patienten in einem weit fortgeschrittenen Stadium mit großen Schmerzen ist es zum Beispiel nicht sinnvoll, auf eine Immunstimulation Wert zu legen. Hier würden wir den positiven Effekt einer ISCADOR®-Therapie auf die Reduzierung der Schmerzen und die Verbesserung der Lebensqualität durch Zunahme des Appetites Wert legen. Die Erhöhung der Dosierung würde sich allein nach diesen subjektiven Parametern richten.

Bei anderen, vor allem bei frisch operierten Patienten mit einem hohen Metastasierungsrisiko geht es aber um eine gute Immunstimulation. Ob diese erreicht wird, kann nur durch ein Immunmonitoring, wie wir es im Folgenden ausführen, geklärt werden.

Bei der ISCADOR®-Therapie sollte auf folgende Punkte geachtet werden:

- *Veränderung des subjektiven Befindens*: Hierunter verstehen wir eine Besserung des Allgemeinbefindens, Zunahme von Appetit und Gewicht, Normalisierung von Schlaf, Wärmeempfindung und Leistungsfähigkeit. Aufhellung der Stimmungslage, Besserung der psychischen Befindlichkeit, Zunahme von Lebensmut und Initiativfähigkeit. Eventuell Schmerzreduktion.

- *Temperaturreaktion:* Eine Erhöhung der Temperaturdifferenz zwischen der morgendlichen und der abendlichen Messung von über 0,5 °C wird angestrebt und ist therapeutisch erwünscht. Hierbei ist wichtig, dass die Temperatur morgens vor dem Aufstehen gemessen wird, am späten Nachmittag zwischen 17 und 18 Uhr sollte nach einer 20-minütigen Liegephase erneut rektal oder unter der Zunge gemessen werden. Diese genauen Bedingungen der Temperaturmessung sind notwendig, um die so genannte Bewegungstemperatur von der Temperaturerhöhung durch Mistelpräparate unterscheiden zu können.
- *Immunologische Reaktion:* Die Besserung des immunologischen Status, wie wir sie im Weiteren ausführen werden, sollte beachtet werden. Dies ist jedoch nur möglich, wenn vor Beginn und in gewissen Abständen der Therapie bestimmte Blutuntersuchungen durchgeführt werden.
- *Lokale Entzündungsreaktion:* Die lokale, oben beschriebene Entzündungsreaktion ist während der ersten Packungen therapeutisch erwünscht, da sie anzeigt, dass der Patient sich mit der Therapie physisch auseinandersetzt. Bei Reaktionen über 3 bis 5 cm Durchmesser muss, wie oben beschrieben, eine Dosisreduktion durchgeführt werden.

Bezüglich der Blutuntersuchungen empfehlen wir folgende Parameter:

- Leukozyten
- Lymphozyten
- eosinophile Granulozyten
- Interleukin-2-Rezeptor

Es handelt sich bei diesen vier Blutuntersuchungen um einen Minimalstatus, der im Durchschnitt Kosten von ca. 30 Euro pro Untersuchung verursacht, ohne den Interleukin-II-Rezeptor nur von 1 Euro. Diese Kosten werden von den gesetzlichen Krankenkassen getragen, weil sie der Überprüfung der Therapie dienen. Eine Therapie, die ohne Kontrolle durchgeführt wird und nicht zu dem gewünschten Erfolg führt, ist auch für unsere Krankenkassen eine zu teure Therapie!

Abbildung 1 zeigt die Blutuntersuchungen mit den entsprechenden Werten, wie wir sie während einer Behandlung ohne Chemotherapie und Bestrahlung erreichen wollen.

Die rechts angegebenen Zielwerte wie 6000 Leukozyten, 2000 Lymphozyten, 400 eosinophile Granulozyten und 2500 Interleukin-2-Rezeptoren sind Zielwerte, die durch eine Dosiserhöhung der Misteltherapie während der Therapie erreicht werden sollen.

Bezüglich der Funktion der einzelnen aufgeführten Zellen sei auf die Literatur, insbesondere auf die von uns vorgelegten Bücher zur Misteltherapie, verwiesen.

BLUTUNTERSUCHUNGEN

ZIELWERTE

1.OHNE CHEMOTH./RADIATIO

• 1.LEUKOZYTEN :	6000
• 2.LYMPHOZYTEN	2000
• 3.EOSINOPHILE GRANULOZYTEN	400
• 4.IL2R	2500

- OPTIONAL
- 5.LYMPHOZYTENTRANSFORMATIONSTEST
- 6.IMMUNSTATUS

Abbildung 1

Beim Interleukin-2-Rezeptor handelt es sich um einen Parameter, der uns anzeigt, wie viele Immunzellen gegen die Krebszellen vorhanden sind.

Die Leukozyten werden natürlich deshalb bestimmt, weil sie ja die Hauptabwehrzellen sind, deren Untergruppen sich in ganz spezialisierte Abwehrzellen aufteilen. Die Lymphozyten mit ihren Untergruppen sind spezialisierte Tumorabwehrzellen, die eosinophilen Granulozyten sind archaische Abwehrzellen, die jetzt zunehmend an Bedeutung gewinnen, da gezeigt werden kann, dass das Vorhandensein von eosinophilen Granulozyten im oder um das Tumorgewebe herum und eine gleichzeitige Bluteosinophilie zu einer deutlich besseren Prognose des Krebspatienten führen können.

Der Interleukin-2-Rezeptor, den wir durch lange Untersuchungen aus dem vollständigen Immunstatus des Patienten isoliert ausgegliedert haben, zeigt an, wie viele Immunzellen gegen die Krebszellen vorhanden sind, jedoch noch nicht, ob diese Immunzellen auch aktiviert sind.

BLUTUNTERSUCHUNGEN

ZIELWERTE

2.UNTER CHEMOTH./RADIATIO

- 1.LEUKOZYTEN : 4000
- 2.LYMPHOZYTEN 1500
- 3.EOSINOPHILE GRANULOZYTEN 300
- 4.IL2R 2500

- OPTIONAL
- 5.LYMPHOZYTENTRANSFORMATIONSTEST
- 6.IMMUNSTATUS

Abbildung 2

Optional kann noch der Lymphozyten-Transformationstest durchgeführt werden oder auch der vollkommene Immunstatus, den wir aus Kostengründen jedoch verlassen haben und weil die zusätzlich erhobenen Parameter keinen weiteren Einfluss auf eine differenzierte Therapie haben.

Abbildung 2 zeigt die Blutuntersuchungen und Zielwerte bei Patienten, die gleichzeitig eine Chemotherapie oder eine Bestrahlungsbehandlung erhalten. Daraus geht hervor, dass wir hier von reduzierten Zielwerten (Leukozyten 4000, Lymphozyten 1500, eosinophile Granulozyten 300 und Interleukin-2-Rezeptoren 2500) ausgehen.

Zu beachten ist, dass der Interleukin-2-Rezeptor auch unter Chemotherapie und Bestrahlung die gleiche Zielzahl hat.

Zusätzlich zu den genannten Blutuntersuchungen wird von uns noch der Eosinophilen-Funktionstest (EFT) durchgeführt, der anzeigt, ob die vorhandenen Immunzellen tatsächlich stimuliert sind oder ob sie sozusagen funktionslos beim Patienten nur vorhanden sind.

Der EFT wird bisher nur von unserem Labor Onkobrain® (siehe Anhang) durchgeführt. Er hat sich aus langen Praxisjahren entwickelt und wird im Kapitel 12 ausführlich behandelt werden.

Wird die Initialtherapie gut vertragen, kann auf die Basistherapie übergegangen werden.

Basistherapie

Hier wird ISCADOR® Qu 5 mg Spezial oder ISCADOR® M 5 mg Spezial eingesetzt. Dabei handelt es sich um spezielle Präparate, die neben den vielfältigen übrigen Inhaltsstoffen der Mistel einen definierten Gesamtlektingehalt aufweisen. Sie unterscheiden sich demnach eklatant von jenen, die lediglich auf Mistellektin 1 normiert sind. Es wird also bei der besonderen Herstellung in erster Linie auf den Gesamtextrakt

Wert gelegt, der immer standardisiert ist, wobei die übrigen Inhaltsstoffe nicht vernachlässigt werden.

Zu beachten ist, dass vor Einsetzung der Spezialpräparate immer mit zwei Packungen ISCADOR® Qu bzw. ISCADOR® M Serie 0 vortherapiert werden muss. Eine Nichtbeachtung dieser Vorschrift kann zu starken Entzündungsreaktionen bis hin zu einer Allergie führen.

Es wird wiederum dreimal wöchentlich subkutan in einem Winkel von 45° injiziert. Nach jeweils 14 Injektionen wird eine Pause eingelegt, die individuell verschieden ist. Bei den Spezialpräparaten kann auch auf die Pause verzichtet werden.

Wir führen die Pause erst dann durch, wenn der Patient bezüglich seiner Blutuntersuchung und der Zielwerte einen Normalstatus erreicht hat. Dies wird in der Regel nach sechs bis zwölf Wochen der Fall sein. Ab dann wird nach jeweils 14 Injektionen zunächst eine Woche Pause eingelegt. Diese Pause wird nach individuellem persönlichen Risiko, Metastasierungsgrad oder Metastasierungsgefahr oder nach individuellen Gesichtspunkten beim Patienten gesteigert.

Mindestens ein Jahr lang wird so intensiv therapiert. Im zweiten Behandlungsjahr können die Pausen dann zwischen den einzelnen Packungen verlängert werden, und ab dem dritten Jahr legen wir Pausen zum Beispiel von drei bis vier Wochen nach jeder Packung ISCADOR® ein.

Insgesamt sollte die Therapie über fünf Jahre durchgeführt werden, nach Ablauf dieser fünf Jahre würden wir immer noch ein halbjähriges Immunmonitoring vorschlagen, um zu vermeiden, dass es durch ein Absinken der Immunantwort zu einem Rezidiv oder einer Metastasierung kommt. Dies insbesondere dann, wenn beim Patienten Schicksalsschläge auftreten, die nicht leicht zu verarbeiten sind, wie zum Beispiel der Tod des Ehepartners, Verlust eines Kindes, Mobbing am Arbeitsplatz, Verlust des Arbeitsplatzes oder ähnliche Dinge.

Dauert eine Therapiepause vier Wochen oder länger, sollte bei den nächsten Injektionen wieder auf eine schwächere Serie zurückgegriffen werden, eventuell muss von der Basistherapie noch einmal auf die Initialtherapie zurückgegangen werden.

Alle drei Monate sollte die Dosierung anhand der Patientenreaktion und des Tumorverhaltens sowie des immunologischen Verhaltens überprüft werden.

Während einer Chemotherapie oder Bestrahlungsbehandlung muss das Kontrollintervall auf sechs bis acht Wochen verkürzt werden.

Wird auf eine mehr undulierende Dosierung der Arzneipflanze Wert gelegt, kann statt der Basistherapie auf die Therapie mit den Serienpackungen I und II übergegangen werden.

Therapie mit den Serienpackungen I und II ISCADOR®

Die Serienpackungen enthalten bei der Serienpackung I eine Dosierung von 0,1 bis 10 mg und in der Serienpackung II 1 mg bis 20 mg.

Durch diese unterschiedliche Dosierung gelingt es auch bei Patienten unter Chemotherapie und Bestrahlung sehr gut, individuell die richtige Dosierung zu finden. Gerade unter Chemotherapie und Bestrahlungsbehandlung muss eine vorsichtige Dosisanpassung erfolgen. Hier wirken die Spezialpräparate manchmal etwas zu stark, deswegen die therapeutische Option der ISCADOR®-Serienpackung.

Bezüglich des Spritzrhythmus, der Einhaltung von Pausen und der Dauer von Therapie gilt Gleiches, wie es schon bei der Basistherapie und der Initialtherapie ausgeführt wurde.

Das Immunmonitoring zeigt deutlich, dass während einer Therapie mit ISCADOR® sowohl die Leukozyten, Lymphozyten als auch die eosinophilen Granulozyten ansteigen und auch der Interleukin-II-Rezeptor in den Normbereich gelangt. Wenn als Therapieziel eine Immunantwort bei dem

Patienten verlangt wird, kann eine suffiziente Dosierung der Misteltherapie nur durch Blutuntersuchungen festgestellt werden. Es sei hier auf die entsprechende Literatur verwiesen.

Wir gehen heute davon aus, dass die Serienpackung 0 nur für einen kleinen Teil der Patienten die richtige Dosierung darstellt und eigentlich lediglich für die Einleitungsbehandlung notwendig ist. Mit der Therapie von ISCADOR® M / Qu 5 mg Spezial kann bei 50 Prozent der Patienten eine suffiziente Immunantwort erreicht werden. Bei den Serienpackungen I und II ist bei 50 Prozent der Patienten mit Serie I eine ausreichende Immunantwort zu verzeichnen, die anderen Patienten benötigen die Serienpackung II. Welche Dosierung jedoch für den Patienten jetzt die richtige ist, lässt sich nur feststellen, wenn Laboruntersuchungen durchgeführt werden.

Natürlich ist es mir als niedergelassenem Arzt sehr wohl bekannt, wie eng unsere Laborbudgets heute ausfallen. Ich habe deshalb Verständnis dafür, wenn sich Kollegen scheuen, den Interleukin-2-Rezeptor zu bestimmen, obwohl er einen verlässlichen immunologischen Parameter darstellt. Bei vielen Tumorpatienten ergeben sich natürlich durch die Bestimmung schon hohe Kosten.

Unverständlich ist mir jedoch, warum nicht vor Beginn der Therapie und im weiteren Verlauf ein Differentialblutbild angefertigt wird, das nun wirklich nicht teuer ist und für die Therapie essenziell notwendig ist!

Man muss davon ausgehen, dass eine Misteltherapie pro Jahr ungefähr 600 Euro kostet. Eine Laborkontrolle, die 4 bis 6 Euro pro Jahr bei vier Untersuchungen kostet, ist sicher eine billige und kostengünstige Methode und darf keinesfalls unterbleiben. Auch in Zeiten mit zunehmend weniger Geld im Gesundheitswesen muss eine solche Labordiagnostik noch möglich sein, wenn wir als Ärzte unsere Aufgabe nicht völlig vernachlässigen wollen.

Andere ausgewählte Mistelpräparate

Weitere Mistelpräparate, die die Vorgaben erfüllen, dass sie einen Gesamtauszug aus der Mistelpflanze enthalten und nach einem anthroposophischen Mischverfahren hergestellt sind, sind folgende:

- Abnoba®
- Helixor®
- Isorel®
- Iscucin®

Mistelpräparate ohne diese Vorgabe sind:

- Eurixor®
- Cefalektin®
- Lektinol®
- Plenosol®

Bezüglich der verschiedenen Wirtsbäume, die bei diesen Präparaten eingesetzt werden, sei auf die Richtlinien der jeweiligen Hersteller verwiesen, weiterhin auf unser Buch »Rationale Misteltherapie – Der Misteldifferenzierungstest nach Wagner«. Dort haben wir auf den Seiten 61 ff. dargestellt, bei welchen Tumorlokalisationen welche Wirtsbäume von den einzelnen Herstellern eingesetzt werden.

Bezüglich der Mistelpräparate sei wiederum auf die Richtlinien der Hersteller verwiesen.

Insgesamt kann gesagt werden, dass es auch bei all diesen Präparaten darum geht, nach einer Einleitungsbehandlung den therapeutischen Wirkungsbereich der suffizienten Therapie zu finden; nach unseren Erfahrungen lässt sich auch dies nur mit den von uns vorgeschlagenen Blutuntersuchungen erzielen. Deshalb gelten auch für diese Präparate die im letzten Kapitel erwähnten Blutuntersuchungen, die in den genannten Abständen vor Beginn der Therapie und zu den einzelnen Nachsorgezeitpunkten durchgeführt werden müssen.

Es wird immer wieder die Frage gestellt, welche Mistelpräparate bei welchen Patienten und bei welchen Tumorlokalisationen eingesetzt werden sollen.

Bis heute lässt sich angesichts der verschiedenen Präparate, der unterschiedlichsten Tumorarten, aber auch der Eigenarten der jeweiligen Patienten keinerlei Ratio geben. Weder die genaue Analyse nach Leib, Seele und Geist und die Konstellation der Wesensglieder auf anthroposophischer Grundlage noch die anthroposophisch erweiterten Gesichtspunkte zu den einzelnen Tumorlokalisationen führen dazu, dass wir mit Sicherheit sagen können, welches Mistelpräparat bei welchem Patienten als primär wirksam eingesetzt werden kann. Nach meiner Ansicht ergeben sich daraus nur folgende Schlussfolgerungen:

Zu Beginn einer Misteltherapie muss eine Laboruntersuchung durchgeführt werden. Nach acht bis zwölf Wochen erfolgt eine Laborkontrolle. Haben sich die Laborwerte, wenn sie vorher definiert wurden, oder aber auch die sukzessive Befindlichkeit des Patienten verbessert, dann hat man das richtige Mistelpräparat gefunden. Sind diese Veränderungen nicht eingetreten, muss auf ein anderes Mistelpräparat übergegangen werden.

Der Misteldifferenzierungstest nach Wagner zeigt schon primär das am besten wirksame Präparat an (s. S. 162). Damit gelingt es in 90 Prozent der Fälle, sofort auf das geeignetste Mistelpräparat überzugehen und dieses dann auch gleich suffizient einzusetzen. Eine andere Möglichkeit, aus heute 39 auf dem Markt befindlichen Mistelpräparaten das für den Patienten individuell am besten geeignete auszuwählen, ist uns nicht bekannt. Mit diesem Test haben wir in den vergangenen Jahren gute Erfolge bei unseren Patienten erzielen können. Es sei auf die entsprechende Literatur verwiesen.

Heileurythmie und künstlerische Therapien

Die anthroposophisch erweiterte Medizin umfasst sowohl von der Diagnostik als auch von der Therapie her den Menschen nach Leib, Seele und Geist. Nicht nur der physische Leib, hier also der Tumor, der entweder operiert wurde oder in seiner Metastasierung vorhanden ist, ist allein entscheidend, sondern auch die Gesamtpersönlichkeit, die Ganzheit des krebskranken Menschen, dessen Seele und Geist ebenfalls einer Therapie bedarf.

Hierzu werden in der anthroposophisch erweiterten Medizin eine Vielzahl von künstlerischen Therapien und die Heileurythmie eingesetzt.

Die Heileurythmie ist eine Bewegungstherapie, die immer von der Diagnose des Arztes ausgeht und von einer diplomierten Heileurythmistin (fünfjährige Ausbildungszeit!) in Zusammenarbeit mit dem Arzt ausgeführt wird. Sie wurde den Ärzten durch Rudolf Steiner als therapeutisches Instrument übergeben.

Das bewusste Einwirken durch eine künstlerisch-therapeutische Tätigkeit erfordert zunächst einmal eine differenzierte Erkenntnis des gesunden und kranken Organismus.

Krebspatienten erleben in der Heileurythmie, dass sie die Möglichkeit haben, aktiv etwas zu ihrem Heilungsprozess beizutragen und nicht passiv der Krankheit ausgeliefert zu sein. Dies führt schon unmittelbar zu einer Verbesserung des Befindens. Was sich durch heileurythmisches Üben organisch verändert, ist für den Patienten nicht unmittelbar festzustellen, da es sich um einen langfristig therapeutischen Prozess handelt, bei dem das erkrankte Organ im Sinne einer Wiederherstellung der Organfunktion und Organgestalt therapiert werden soll.

Die häufig bei den krebskranken Patienten erlebte Kraftlosigkeit kann durch heileurythmische Übungen gelockert werden. Diese Lockerung der erstarrten Bewegungsformen kann dazu führen, dass durch die Steigerung der eigenen Aktivität wieder Zuversicht und Kraft angeregt werden, auch um sich mit der Krebskrankheit biografisch auseinanderzusetzen. Die Kräfteströme im Körper können so formiert werden, dass keine Fremdkräfte als Inseln im Organismus übrig bleiben und somit die Einheit von Leib, Seele und Geist wiederhergestellt wird. Das Fremdgewebe, das dem ganzen Körper in seiner Ganzheit entfallen ist, wird integriert und wieder zum Selbst aufgebaut. Die Heileurythmie kann auch eine Besserung der Lymphstauungen bewirken, eine Linderung von Schmerzen erreichen und die inneren Aufrichtekräfte, die gerade bei Krebspatienten so wichtig sind, deutlich verstärken.

Diese Therapie ist für viele Patienten, aber auch für die Ärzte, die sie kennen lernen, eine ganz neue Art, mit Bewegung umzugehen. Sie kann die Wahrnehmung vermitteln, dass man in sich die Kräfte und Fähigkeiten trägt, die sonst nicht zum Bewusstsein kommen. Das seelische Erleben des Menschen richtet sich ganz nach den objektiven Gesetzen der Sprache, die dann in einer Bewegungsgestaltung ausgedrückt werden.

In der Praxis erlebt man sehr schnell, welche Wirkung Heileurythmie haben kann. Viele Patienten, die diese Therapie begleitend zu der medikamentösen Behandlung durchgeführt haben, berichten, dass sie sich danach besser fühlen, dass sie mehr Mut hatten, dass ihre vielfältigen Beschwerden eine deutliche Linderung erfahren haben und dass sie sich motiviert fühlten, gegen ihre Krebserkrankung vorzugehen.

Als therapierendem Arzt ist mir bei der Heileurythmie insbesondere wichtig, dass die Kräfteströme, die durch Operation, Bestrahlung, Chemotherapie oder hormonelle Therapie unterbrochen, vermindert oder in ihrer Funktion blockiert wurden, gestärkt werden.

Man muss einmal die Kraftwirkung bestimmter heileurythmischer Übungen erlebt haben, um dies nachvollziehen zu können.

An weiteren künstlerischen Therapien kommen das therapeutische Malen und Plastizieren, die Sprachtherapie, die Musiktherapie und die Farblicht-Therapie zum Einsatz.

Das therapeutische *Malen und Plastizieren* kann je nach Anwendung und Kombination zu starke Verhärtungen im Organismus lösen und die pathologischen Formprozesse wieder in die richtige Richtung führen. Durch das therapeutische Plastizieren werden Formkräfte angeregt, pathologische Formprozesse abgebaut und der Organismus neu strukturiert.

Die *Sprachtherapie* macht deutlich, wie die Sprache, im Zusammenhang mit dem Atmungsorganismus, den gesamten Menschen beeinflussen kann. Die Sprache und die Atmung verbinden uns mit unserer näheren und weiteren Umgebung, der richtige Atemstrom strukturiert den ganzen Organismus. Auch Sprachtherapie muss man einmal erlebt haben, um die therapeutischen Wirkungen auf den ganzen Menschen feststellen zu können.

Die *Musiktherapie* löst Verhärtungen im seelischen und geistigen Bereich, sie rhythmisiert den Patienten in einer gesundenden Weise und beeinflusst seine Stimmungen und Gefühle.

Die *Farblicht-Therapie*, bei der der gesamte Organismus Farbwirkungen ausgesetzt ist, trainiert das verkümmerte Nerven-Sinnes-System, das gerade bei vielen Krebspatienten Störungen aufweist. Wir werden beim Praxisprogramm eine entsprechende Farblicht-Übung vorstellen. Gerade eingreifende Krebstherapien wie Bestrahlung oder Chemotherapie verstärken den pathologischen Effekt auf die Nerven-Sinnes-Funktion, so können zum Beispiel viele Patienten unter Chemotherapie die Gegenfarbe bei der Bestrahlung durch eine bestimmte Farbe innerlich nicht erleben, und das Wiedererlernen des Sehens der Gegenfarbe zeigt eine unmittelbare therapeutische Besserung an.

Ärztliche Therapie ist immer auch schon Kunst gewesen. Nicht umsonst spricht man von der »ärztlichen Kunst«. Es bedarf einer reichen Erfahrung, beim individuellen Patienten die verlässliche Kombination der entsprechenden künstlerischen Therapie mit einer Misteltherapie einzusetzen und deren Wirkung zu kontrollieren.

Gesprächstherapie und psychoonkologische Intervention

Unsere schwer kranken Krebspatienten haben einen großen Bedarf an Gesprächstherapie und psychoonkologischen Interventionen. Leider bleibt heute durch die äußerlichen Gegebenheiten der Krankenkassenstruktur und unserer Kassenpraxis viel zu wenig Zeit, mit dem Patienten nicht nur bei der Nachsorge ausführlich über seine Tumormarker-Werte oder letzte Röntgenuntersuchung zu sprechen, sondern ihn auch nach der Befindlichkeit von Leib, Seele und Geist zu befragen. Viele Patienten wünschen sich einen Arzt, der Zeit hätte, dies zu tun, und der sich nicht nur für die Laborwerte interessiert. Wir haben deshalb versucht, den Patienten, wie im Weiteren ausgeführt, ein Praxisprogramm aufzustellen, das sie in Eigenaktion – mit Kontrolle durch den Arzt – durchführen können und das manche dieser Defizite ausräumt und hilft, Motivation für den Kampf gegen die Krankheit zu finden und auch bei Rückschlägen diese Motivation immer wieder stärken zu können.

Oft ist es aber auch so, dass allzu lange Gespräche mit den Patienten eigentlich gar nicht notwendig sind. In einer gut durchstrukturierten Praxis ist es möglich, die notwendigen Nachsorgeuntersuchungen und deren Ergebnisse rasch zu besprechen, sodass dann auch in einer Kassenpraxis immer noch Zeit bleibt, auf die seelische und geistige Befindlichkeit des Patienten einzugehen. Wenige Worte (wie: »Ich kämpfe mit Ihnen« oder »Auf in den Kampf« oder »Wir schaffen das beide gemeinsam«) reichen dann schon aus, ihm Mut zu machen und ihn zu motivieren, nicht aufzugeben. Den Arzt nicht nur als Verwalter ihrer Krebskrankheit, sondern als Mitstreiter neben sich zu wissen, ist für viele Patienten ein unglaublicher Therapiefaktor, der nicht unterschätzt werden sollte.

Studien, die diesen Gesichtspunkt nicht berücksichtigen, um so genannte objektive Ergebnisse zu erzielen, sind meiner Meinung nach obsolet, da sie einen ganz wichtigen Therapiefaktor für den Patienten ausschließen, auf den er im Kampf gegen seine Krebskrankheit jedoch häufig angewiesen ist.

Nach unserer Ansicht ist eine Psychotherapie während der ersten zwei Jahre nach Auftreten der Krebserkrankung kontraindiziert, da der Patient durch das Erleben seiner Krankheit und der zum Teil verstümmelnden Operation sowie der Auswirkungen der durchgeführten Therapien so geschwächt und reduziert ist, dass er nicht fähig ist, auch noch eine Psychotherapie durchzustehen. Oft müssen ja während einer Psychotherapie Dinge verarbeitet werden, die lange blockiert und verborgen waren und die den Patienten zusätzlich depressiv belasten. Nur ein starker Patient, der motiviert ist und bezüglich seiner Krebskrankheit keine große Progression aufweist, ist eventuell für eine Psychotherapie geeignet. Hier ergibt sich also eine strenge Indikationsstellung.

Ganz anders jedoch eine begleitende *Gesprächstherapie*, die auch zulasten der gesetzlichen Krankenkassen durchgeführt werden kann und nicht immer gleich 50 Sitzungen umfassen muss. Hier können oft schon fünf bis zehn Gespräche den Patienten helfen, über wichtige und einschneidende Erlebnisse während ihrer Erkrankung oder der durchgeführten Therapien hinwegzukommen.

Medikamentöse Begleittherapie in der Onkologie

Die anthroposophisch erweiterte Medizin bietet eine Vielzahl von Medikamenten, die in der Onkologie eingesetzt werden können.

Einige dieser Medikamente dienen dazu, bedrohte Organe so zu stärken, dass eine Metastasierung in die Leber (Vitis comp.), das Lungensystem (Formica D6) oder das Skelettsystem (Calcium phosphoricum D6) nicht auftreten kann oder zeitlich erschwert wird. Es ist ja bis heute nicht geklärt, warum Karzinome in bestimmte Organsysteme metastasieren, und wir können individuell nicht erklären, warum der eine Patient primär eine Lebermetastasierung, der andere eine Lungenmetastasierung erleidet. Die Stärkung der zugrunde liegenden Organsysteme mit den Medikamenten der anthroposophisch erweiterten Medizin führt jedoch dazu, dass das Organmilieu, dessen Störung für das Auftreten von Metastasen notwendig ist, so gestärkt wird, dass eine Metastasierung nicht erfolgt.

Weitere Medikamente (Cardiodoron) dienen der Stabilisierung des Kreislaufes, der sowohl durch die Krebskrankheit als solcher und die eingesetzten Therapien, aber auch durch eine verstärkte Sensibilisierung auf Umwelteinflüsse beeinträchtigt wird. Viele Patienten berichten, dass sie sehr wetterabhängig geworden sind. Hier kann dieses Medikament mit gutem Erfolg verabreicht werden.

Andere Medikamente dienen der weiteren Immunstimulation (Echinacin), der Therapie von Knochenmetastasen (Cerrussit und Pyromorphit), der Pflege der Haut nach Bestrahlungsbehandlung (Quarz 1 %-Öl und Combudoron-Gel), der

Aktivierung (Phosphor D6), der Schmerztherapie (Naja comp.) oder der Therapie von Lungenschädigungen nach Bestrahlungsbehandlung (Bryonia spongia comp.).

Dies sei nur als therapeutischer Hinweis verstanden, es sei auf die entsprechenden Lehrbücher der anthroposophischen Medizin verwiesen.

Wichtig zu wissen ist, dass mit diesen Medikamenten die Lebensqualität der Patienten hervorragend unterstützt werden kann und eine weitere Stabilisierung und ein Gesundungsprozess eintreten.

6. Die Selbstregulation nach Professor Grossarth-Maticek

Ronalt Grossarth-Maticek hat das Konzept der Systemischen Epidemiologie entwickelt, die die Wechselwirkung unterschiedlicher Risikofaktoren erforscht, insbesondere die Dynamik der Wechselwirkungen zwischen physiologisch-organischen Bedingungen (genetische Veranlagung, Umweltfaktoren, Organvorschädigungen, Fehlernährung usw.) und psychosozialen Faktoren (soziales Umfeld, Stress, Hoffnungslosigkeit, Angst usw.) sowie verschiedenen Therapiemaßnahmen (konventionell, komplementär, psychotherapeutisch). Die für die Vorhersage eines Erkrankungsrisikos oder einer Verlängerung der Überlebenszeit relevanten Faktoren werden Systemindikatoren genannt. Die einzelnen Systemindikatoren – sowohl die spezifischen Risikofaktoren als auch die Positivfaktoren – entfalten ihre Wirkung nicht monokausal, sondern im Kontext mit anderen Faktoren.

Ein besonderes Interesse der Systemischen Epidemiologie gilt der Selbstregulation. Gemeint ist die Fähigkeit des Menschen, durch Eigenaktivität Wohlbefinden und inneres Gleichgewicht, eine bedürfnisgerechte Anregung, Kompetenzgefühl und Kontrolle von Stresssituationen zu erreichen.

Wichtig zu bemerken ist, dass es hier nicht um »Wellness« geht, sondern dass es vordringlich auf die Eigenaktivität und auf die bedürfnisgerechte Anregung und Stimulation verschiedener Faktoren ankommt, die auch sozial verträglich durchgeführt werden sollen. Mit einem speziell entwickelten Fragebogen lassen sich bei gesunden und kranken Probanden verschiedene Grade (1 bis 6) dieser Selbstregulation erfassen.

Dabei zeigt sich: Je besser die Selbstregulation ist, desto länger ist die Überlebenszeit bei allen Formen der Krebserkrankung. Patienten mit einer guten Selbstregulation haben eine sehr gute Chance, ihre Krebskrankheit länger zu überleben.

Die Arbeit an der eigenen Selbstregulation – nachdem man seinen individuellen Ausgangspunkt anhand der Fragebögen erstellt hat –, führt dazu, dass sich mit der Zeit ein inneres Gleichgewicht einstellt. Negative Hemmungen oder Übererregungen werden reduziert und treten immer seltener auf, die Emotionen und das rationale Denken werden in Einklang und in einen Zusammenhang gebracht und bestimmen nicht mehr isoliert das Leben.

Es steigt die Fähigkeit, sich selbst zu beobachten, für sich selbst zu sorgen und sich selbst als Individuum zu beachten. Schwierige Situationen werden gut bewältigt, wodurch eine persönliche Befriedigung erreicht und das allgemeine Wohlbefinden verbessert wird.

Gleichzeitig aber wird der Patient aus seiner Isolation herausgeholt, die Kompetenz in Gruppen und in gesellschaftlichen Aktivitäten wie auch die Anerkennung im Berufsleben oder beim Partner oder in der Familie nehmen zu, und es zeigt sich ein gestärktes Selbstbewusstsein, das einen unabhängiger macht von der Meinung anderer.

Im körperlichen Bereich führt die Selbstregulation zu einer Verbesserung der Ernährung, die wiederum eine bessere Prognose der Krebserkrankung zur Folge hat. Pathologische Funktionen des Herz-Kreislauf-Systems oder des Verdauungssystems und Laborparameter für Blutzucker und Cholesterin normalisieren sich, und da der Patient mehr auf sich achtet, wird auch beispielsweise sein Alkohol- und Nikotinkonsum abgebaut und der Verbrauch von Medikamenten kann reduziert werden. Das Fatigue-Syndrom, das, wie wir oben ausgeführt haben, bei vielen Patient über längere Zeit und dann im weiteren Verlaufe der Krebserkrankung immer wieder zumindest an einzelnen Tagen auftritt, wird ausbleiben, die Erschöpfung deutlich gemildert.

Insgesamt also ein hervorragendes System, zunächst die eigene Selbstregulation festzustellen und dann aufgrund der Ergebnisse im Fragebogen die Punkte gezielt anzugehen, wo Handlungsbedarf besteht.

Auch für einen Arzt empfiehlt es sich, ohne eine Krebserkrankung zu haben, diesen Fragebogen durchzuarbeiten, weil man viel über sich selbst und die eigene Reaktion auf die unmittelbare Umwelt lernen kann. Es ist sehr viel besser, rechtzeitig auf die eigene Selbstregulation zu achten, als erst nach einer Krebserkrankung Anstrengungen zu unternehmen!

Unsere Patienten können mit diesen selbstregulatorischen Diagnosebögen und therapeutischen Anregungen gut umgehen. Viele von ihnen suchen direkt nach einem solchen Instrument, um auch selbst – unabhängig vom Arzt oder dem Krankenhaus – in eigener Aktivität etwas zu ihrer Gesundung beizutragen. Gerade Patienten in einem weit fortgeschrittenen Tumorstadium fühlen sich der Medizin so ausgeliefert, dass sie unbedingt nach Wegen suchen, ihre eigene Gesundung in die Hand zu nehmen und selbst etwas zum Gelingen der Therapie beizutragen.

Im Anhang befindet sich der Fragebogen zur Selbstregulation nach Professor Grossarth-Maticek; es handelt sich hierbei um einen Kurzfragebogen, der nach unseren Erfahrungen jedoch sehr praktikabel ist und den großen Fragebogen, wie er beim IST-Programm (Integratives Selbstregulations-Training) besprochen wird, in großen Teilen ersetzen kann. Vor allem für die Besprechung in einer Kassenpraxis ist er hervorragend geeignet, weil er in relativ kurzer Zeit mit dem Patienten durchgegangen werden kann.

Erfahrungen beim Mammakarzinom

Abbildung 3 zeigt unsere Erfahrungen zur Selbstregulation beim Mammakarzinom.

Zunächst einmal haben wir 70 Patientinnen mittels des genannten Fragebogens nach Operation und/oder nach Chemotherapie, Hormontherapie oder Bestrahlungsbehandlung befragt, ohne dass Anhaltspunkte für eine Metastasierung gegeben waren.

Die Fragebögen wurden ausgewertet nach folgendem Schema:

5 – 6 Punkte:	sehr gute Selbstregulation
4 – 5 Punkte:	gute Selbstregulation
3,5 – 4 Punkte:	befriedigende Selbstregulation
2 – 3,5 Punkte:	eher schlechte Selbstregulation
1 – 2 Punkte:	sehr schlechte Selbstregulation

Wie aus der Abbildung 3 hervorgeht, zeigte sich, dass die Mehrzahl der Patientinnen zu Beginn der Behandlung eine eher

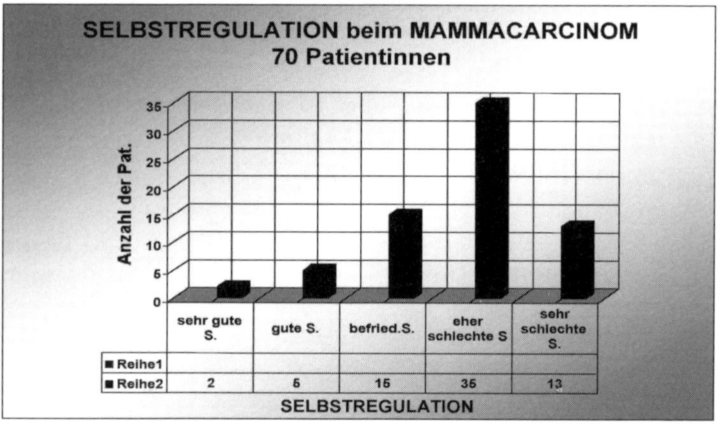

Abbildung 3

schlechte Selbstregulation aufwiesen. Immerhin dreizehn wurden sogar in die Kategorie »sehr schlechte Selbstregulation« eingeordnet.

Die Patientinnen wurden motiviert, an den von ihnen festgestellten Defiziten zu arbeiten und Veränderungen in ihrem persönlichen Umfeld und in ihrer Verhaltensweise vorzunehmen, um eine bessere Selbstregulation zu erhalten.

Gleichzeitig wurde eine Misteltherapie vorgenommen. Wie diese zu einer positiven Synergie führen kann, werden wir im Kapitel 8 besprechen.

Abbildung 4 zeigt die Selbstregulation beim Mammakarzinom nach sechs Monaten.

Mit allem Vorbehalt kann gesagt werden, dass sie sich in Richtung »gute Selbstregulation« verschoben hat, auch wenn man bedenken muss, dass viele Patientinnen natürlich unbedingt Erfolg haben wollen oder auch ihrem Arzt den Gefallen tun wollen, dass sie etwas erreicht haben, sodass man mit Sicherheit einige Abstriche wird machen müssen.

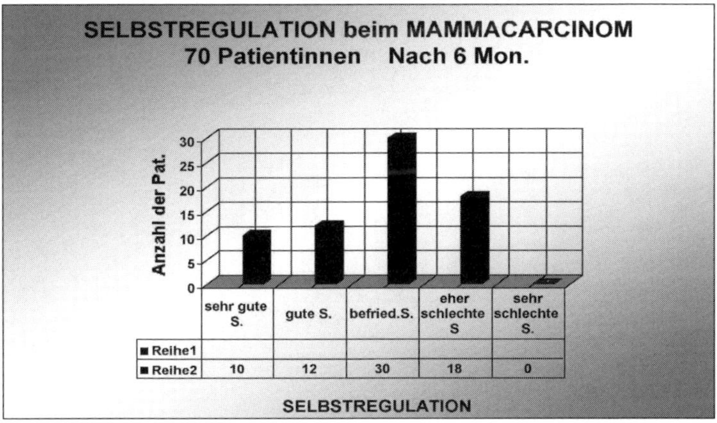

Abbildung 4

Nach einem Jahr haben sich die Ergebnisse stabilisiert, wie aus Abbildung 5 hervorgeht.

Es wird einer fünfjährigen Beobachtungszeit bedürfen, um zu sehen, ob von den Patientinnen, die ihre Selbstregulation verbessert haben, tatsächlich weniger in ein Metastasierungsstadium kommen. Subjektiv hat es ihnen während der Dauer der Beobachtungszeit jedenfalls massiv geholfen. Alle berichten, dass sie sich stark angeregt fühlten und ein völlig anderes Verhältnis zu ihrem sozialen Umfeld, ihrer Familie und ihrem Arbeitsplatz gewonnen haben, wodurch ihr Leben insgesamt viel lebenswerter geworden sei.

Interessant war es, diesen Fragebogen 90 Patientinnen mit einem metastasierenden Mammakarzinom vorzulegen. Abbildung 6 zeigt die Selbsteinschätzung der Patientinnen, wobei auffällt, dass sich nur sehr wenige mit einer guten Selbstregulation eingeschätzt haben. Die meisten liegen bei einer eher schlechten Selbstregulation. Dies unterstützt die These, dass eine gute Selbstregulation vor einer Metastasierung schüt-

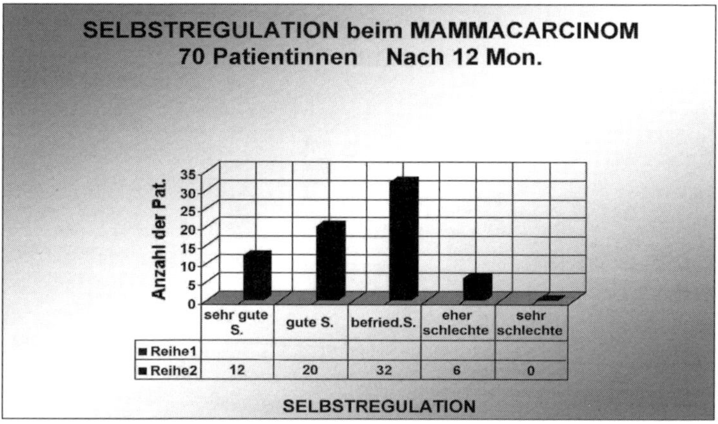

Abbildung 5

zen kann. Kritisch betrachtet werden muss natürlich die Frage, ob nicht das Metastasierungsstadium zu einer verschlechterten Selbstregulation und vermehrten Hoffnungslosigkeit geführt hat, sodass der Fragebogen in seiner Aussage dadurch nicht ganz eindeutig wird.

Wir haben versucht, dem durch Aufklärung der Patientinnen entgegenzuwirken und sie nach ihrer Einschätzung vor der Diagnose der Metastasierung zu bitten.

Auch diese Patientinnen haben von der verbesserten Selbstregulation profitiert. Wenn es auch therapiebedingt durch Chemotherapie, Bestrahlungsbehandlung oder hormonelle Blockade bei einigen sehr schwer war, daran zu arbeiten, weil die Nebenwirkungen entsprechend stark waren, so haben doch viele berichtet, dass durch ihre Eigenaktivität, auch oft durch die Unterstützung der Ehepartner, die den Fragebogen mit durchgegangen sind, eine Verbesserung der Lebensqualität erreicht werden konnte. Sie konnten auch selbstbewusster und mit Eigeninitiative den Therapieentscheidungen der Ärzte gegenüberstehen und aus einer inneren Freiheit

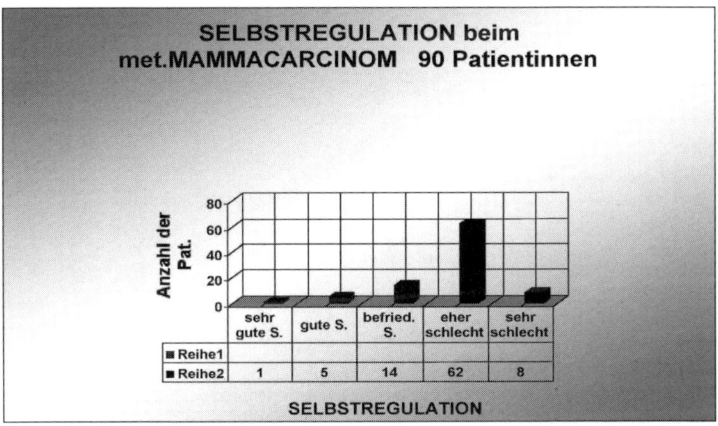

Abbildung 6

heraus zum Beispiel weitere Chemotherapien, die vielleicht nur zu einer Verlängerung der Überlebenszeit um wenige Monate geführt hätten, ablehnen und die Überzeugung gewinnen, die ihnen verbleibende Überlebenszeit bei einer guten Lebensqualität lieber im Kreise ihrer Familie zu verbringen, als den Abschied von diesem Erdendasein durch häufige Arztbesuche, Laborkontrolle, Brechreiz, Haarausfall zu beeinträchtigen und darüber das Leben zu vergessen.

Erfahrungen beim Prostatakarzinom

Abbildung 7 zeigt unsere Erfahrungen bei Patienten mit einem Prostatakarzinom. Hier wird der Zusammenhang zwischen der rezidivfreien Überlebenszeit in Monaten und dem Immunstatus, ausgedrückt durch den Interleukin-2-Rezeptor und die Selbstregulation, dargestellt.

Eine hohe Selbstregulation führt zu einer deutlich verlängerten rezidivfreien Überlebenszeit und gleichzeitig zu einem

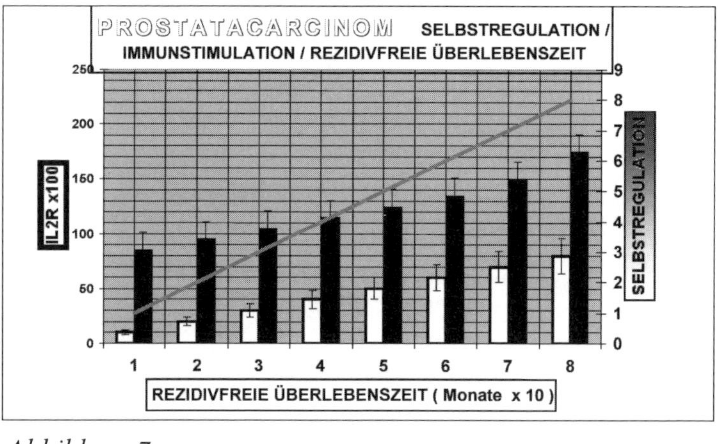

Abbildung 7

deutlich erhöhten Interleukin-2-Rezeptor. Man kann also sagen, dass Patienten, die über eine schlechte Selbstregulation verfügen, auch eine schlechte Stimulation des Immunsystems haben, wodurch die Chance auf eine längere Überlebenszeit deutlich sinkt.

Aufgefallen ist es uns gerade bei Patienten mit einem Prostatakarzinom, dass die Fragebögen nicht immer ehrlich ausgefüllt worden sind.

Abbildung 8 zeigt – bei einem postulierten Ziel der Selbstregulation von 6 –, dass Patientinnen mit einem Mammakarzinom beim Ausfüllen der Fragebögen auf den durchschnittlichen Wert von 3,2 kamen, wobei ein Hinzuziehen des Ehepartners kaum andere Werte brachte.

Beim Prostatakarzinom erreichten unsere Patienten beim selbstständigen Ausfüllen des Fragebogens eine gute Selbstregulation von durchschnittlich 7, ein Hinzuziehen des Ehepartners und ein gemeinsames Besprechen reduzierte diese Selbstregulation jedoch auf einen Wert von 3,7. Dies sei als

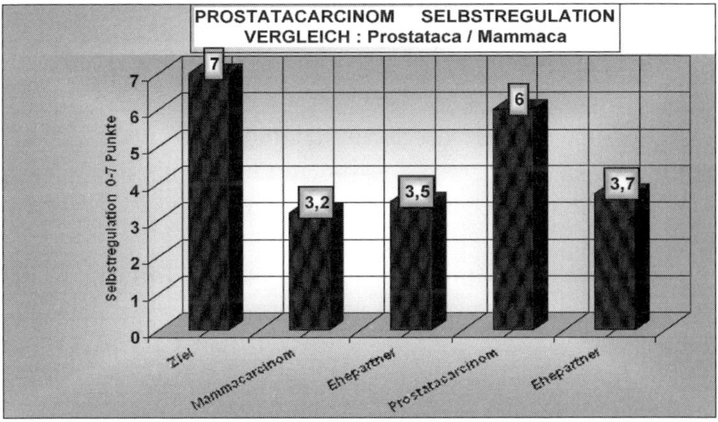

Abbildung 8

Warnung mit einem Augenzwinkern gesagt. Vielleicht hängt es damit zusammen, dass Männer immer erfolgreich sein und immer zu den Siegern gehören wollen. Eine schlechte Selbstregulation kommt »einfach nicht in Frage« und wird somit negiert und anders notiert. Ein aufklärendes und genaues Gespräch mit den Patienten über den Sinn dieser Diagnostik und den Sinn der daraus folgenden Übungen ist unbedingt notwendig!

Erfahrungen bei diversen onkologischen Erkrankungen

Auch bei weiteren onkologischen Erkrankungen, wie beim kolorektalen Karzinom, beim Morbus Hodgkin und den Non-Hodgkin-Lymphomen zeigt die Arbeit mit der Selbstregulation, dass Patienten zunächst unterschiedlich gute Ergebnisse aufweisen, im Verlauf der Therapie die Selbstregulation aber in vielen Fällen steigern können und eine bessere Lebensqualität erreichen.

Oft ist es schwierig, abzuschätzen, inwieweit nicht nur die Lebensqualität, sondern auch die Überlebenszeit gesteigert werden konnte. Der Verlauf von Tumorerkrankungen ist so vielfältig und hängt von so vielen verschiedenen Bedingungen ab – zum Beispiel von einer bereits eingetretenen Mikrometastasierung oder von der individuellen Reaktion auf bestimmte Therapieformen –, dass schlecht abgeschätzt werden kann, ob die Überlebenszeit im Einzelfalle tatsächlich verlängert wird.

Die umfangreichen Untersuchungen von Professor Grossarth-Maticek, die auch in Studien niedergelegt worden sind, zeigen jedoch, dass die Überlebenszeit von Patienten unter einem Selbstregulationstraining deutlich verlängert werden kann, was statistisch eindeutig zu beweisen ist (siehe Literaturverzeichnis).

7. Das Integrative Selbstregulations-Training (IST) bei Krebs nach Gerhard von der Lehr

Der Psychologe, klinische Fachpsychologe und praktische Arzt Gerhard von der Lehr hat sich insbesondere auf »Psychologisch zu begleitende Erkrankungen«, andererseits aber auch als Unternehmensberater mit einem Schwerpunkt für Ärzte, Praxis- und Krankenhauspersonal spezialisiert. Mit seinem IST-Programm hat er ein Trainingsprogramm entwickelt, das auf dem so genannten »Großen Selbstregulations-Fragebogen nach Professor Grossarth-Maticek« basiert, darüber hinaus aber auch dem betreuenden Arzt und den Patienten Hilfestellungen bietet.

Dem Arzt wird damit gezeigt, wie er die Fähigkeit des Patienten zur Selbstregulation steigern kann, nachdem die erste Analyse durchgeführt worden ist.

Die Selbstregulation wird dem Patienten als Aufgabe mitgegeben, in Einzel- und Gruppengesprächen wird er damit vertraut gemacht. Darüber hinaus werden ihm so genannte »Werkzeuge« in die Hand gegeben, mit denen er seine Selbstregulation verbessern und auch die Erfolge auf dem Weg zu einer guten Selbstregulation dokumentieren kann.

Das für den Arzt erstellte Programm, das Einzel- und Gruppengespräche umfasst, soll auch dazu dienen, Patientengruppen zusammenzufassen. Damit kann zeitlich effektiv gearbeitet werden, sodass dieses umfangreiche Programm nicht jedem Patient einzeln vorgestellt werden muss.

Wir haben das IST-Programm in unserer Praxis erfolgreich eingesetzt, bislang jedoch auf die Gruppensprechstunde verzichtet, da die Bedürfnisse unserer Patienten so vielfältig sind, dass es schwierig wäre, sie durchzuführen. Zum anderen kommen viele von weither, sodass das Finden eines gemeinsamen Termins für eine Gruppensprechstunde kaum zu realisieren ist.

Im Übrigen ist das IST-Programm als Broschüre und Trainingsleitfaden für Patienten (Bezugsquelle siehe Anhang) so gut ausgearbeitet, dass es auch ohne ärztliche Anleitung leicht durchgearbeitet werden kann und in einer normalen Sprechstunde dann nur strittige Fragen beantwortet werden müssen.

Das IST-Programm beginnt – wie bereits ausgeführt – auf der wissenschaftlichen Basis von Professor Grossarth-Maticek, der das Selbstregulationstraining und die Selbstregulation als Therapiemethode entwickelt hat.

In einer Studie an über 10.000 Krebspatienten (siehe Literaturverzeichnis) mit zum großen Teil fortgeschrittenen Krankheitsstadien wurde die Selbstregulation durch den erweiterten Fragebogen von der Lehrs getestet und bewertet. Das Ergebnis war auch hier eindeutig: Je besser die Selbstregulation der Patienten, desto länger überleben sie die Erkrankung, und zwar unabhängig davon, welcher Krebstherapie sie sich unterzogen. In dieser Studie zeigt sich auch die positive Synergie mit der ISCADOR®-Therapie, auf die wir im Kapitel 8 eingehen werden.

Beim IST-Programm erhält der Patient zunächst den Fragebogen und führt selbstständig den Test durch, bei dem 244 Fragen beantwortet werden müssen. Der Fragebogen ist sehr umfangreich, die Fragen sind zum Teil sehr differenziert zu lesen, sodass manche Patienten Schwierigkeiten haben, sie eindeutig zu beantworten. Bei ihnen sind deshalb Erklärungen notwendig. Sie sind auch darauf aufmerksam zu machen, dass manche Fragenkomplexe sich scheinbar wiederholen, wobei aber die gleiche Frage aus verschiedenen Blickwinkeln gestellt wird.

Mit der Auswertung der Punktzahl erhält der Patient sein persönliches Ergebnis. Dies ist ein kritischer Moment, weil für viele eine schlechte Selbstregulation sofort mit einer schlechten Prognose und einer drohenden Metastasierung verbunden ist. Hier gilt es den Patienten zu motivieren, dem Resultat ins Auge zu sehen, und ihm klarzumachen, dass die erkannte Gefahr vielleicht auch die »gebannte Gefahr« sein kann und dass es keinen Sinn hat, die Augen vor dieser eigenen schlechten Selbstregulation zu verschließen. Es gilt vielmehr, die Dankbarkeit dafür zu wecken, dass diese Feststellung jetzt getroffen werden konnte und dies die Basis dafür sein kann, aktiv etwas im Kampf gegen die Krebskrankheit zu unternehmen und so die eigene Prognose zu verbessern.

Nach der Analyse durch den Fragebogen werden dem Patienten die genannten »Werkzeuge« an die Hand gegeben. Anhand von Ausführungen über Gefühl, Fähigkeiten, Kompetenz, Verhalten, Grundeinstellungen und Identität wird ihm ein Ebenen-Modell der Persönlichkeit vorgestellt und ihm gleichzeitig erklärt, wie er mit diesen Ebenen umgehen soll. Gemeinsam wird angeschaut, welche Fähigkeiten oder welches Verhalten weiterentwickelt werden muss, um die Kerneinstellungen zur Umwelt zu definieren und zu verbessern.

Darauf wird das Werkzeug der »Wachheit« angesprochen, das heißt, es wird die Frage behandelt, wie die Beziehungen zur Umwelt über das Nerven-Sinnes-System geschärft werden können.

In einem weitereren Schritt gilt es, die Selbstregulation im Leben zu überprüfen und folgende Bereiche zu untersuchen:

- ich und meine Beziehungen
- ich und meine Arbeit
- ich und meine Zukunft und mein Erfolg
- ich und ich, das heißt der Umgang mit mir selbst
- ich und meine Freizeit
- ich und Sinn, das heißt der Sinn, den ich in meinem persönlichen Leben sehen kann.

Der Patient wird angeleitet, seine persönlichen Beziehungen zu klären, seine sozialen Fähigkeiten neu zu gestalten und zu erkennen, was ihm bei seiner Arbeit wichtig ist und wie der Stress während der Arbeitszeit reduziert werden kann. Dazu wird ein gesonderter Fragebogen zur Analyse der so genannten »Stress-Produzenten« vorgestellt, weiterhin ein Fragebogen zu den »stressreduzierenden Faktoren«.

Aus dieser Analyse geht natürlich auch hervor, wo die Schwierigkeiten am Arbeitsplatz liegen und wie hier Veränderungen vorgenommen werden können.

Weiter soll sich der Patient klar machen, wie er sich seine persönliche Zukunft vorstellt. Dieser Punkt ist besonders wichtig, da viele Krebspatienten plötzlich keine Zukunft mehr für sich sehen.

Wir alle haben Pläne für unsere nähere und weitere Zukunft. So wissen wir zum Beispiel, was wir am nächsten Wochenende unternehmen wollen, wir wissen aber auch, welche Urlaubsaktivitäten für den Sommer- oder den Herbsturlaub geplant sind oder ob wir eine Wohnung oder ein Haus kaufen wollen, ob wir heiraten wollen, planen, Kinder zu haben und vieles mehr.

Der Krebspatient, dem das mögliche Ende seines Lebens plötzlich vor Augen gestellt wird, insbesondere dann, wenn eine Metastasierung eingetreten ist, macht keine Pläne mehr, hat keine persönliche Zukunft. Es gehört nun zu den Aufgaben, ihm beizubringen, wieder Pläne zu schmieden.

Ich werde nie einen Patient vergessen, den ich vor über 25 Jahren in einer onkologischen Klinik getroffen habe und dem ich nach einer Ultraschalluntersuchung mitteilen musste, dass er nun eine Lebermetastasierung habe. Er sagte mir daraufhin: »Und deshalb unterschreibe ich den Kaufvertrag für mein Haus trotzdem!« Der Lebenstraum dieses Patienten war sein Eigenheim gewesen, er hat dieses Eigenheim gekauft und seinen Traum realisiert, und seit 25 Jahren erhalte ich immer zu Weihnachten eine Postkarte von ihm, die zeigt, dass es ihm gut geht. Vom medizinischen Befund her hat sich die Lebermetastase verkapselt, es ist zu keiner weiteren Progredienz gekommen, sodass von schulmedizinischer Seite sogar an der Diagnose Lebermetastasierung gezweifelt wurde und eine Biopsie vorgenommen wurde. Leider hat auch das gute Ergebnis die Kollegen nicht umstimmen können, sie gehen hier nicht von einer positiven Lebenseinstellung und einem kämpferischen Patienten im Zusammenhang mit einer qualifizierten Misteltherapie aus, sondern von einem reinen Zufall oder von einer so genannten unerklärlichen Krebsheilung.

Wichtig ist, wie wir mit uns selber umgehen. Gemeint ist, ob ich mir selber wichtig bin, ob ich mich selbst gut behandle, ob ich immer nur für die anderen da bin oder ob ich auch an mich denke und mir auch für mich Glück und Zufriedenheit wünsche.

Die Freizeitgestaltung ist bei vielen Patienten ein Problem. Der Einbruch der Medien wie Computer, Computerspiele und Fernsehen führt zu einer Veränderung der Familiensituation und zu einer Lähmung im Freizeitbereich mit häufigen, immer gleichen Ritualen, die uns das Leben nicht mehr als Realität vermitteln, sondern als Leben »aus zweiter Hand«, indem wir es überwiegend über die Medien betrachten und selbst nicht mehr aktiv daran teilnehmen.

Gerade Krebspatienten ziehen sich oft sehr zurück und nehmen am normalen Leben nicht mehr teil. Hier wieder aktiv zu werden, führt zu einer eklatanten Verbesserung der Lebensqualität.

Eine weitere Frage und Hilfestellung für den Patienten besteht darin, ihm einen Sinn in seinem Leben aufzuzeigen und ihm auch zu vermitteln, welche Bedeutung es haben kann, dass er noch weiterlebt.

Für viele ist das Leben mit ihrer Krebserkrankung sinnlos geworden, sie hadern mit ihrem Schicksal, fragen »Warum gerade ich?« und sehen keinen Sinn darin, weiter gegen diese Krankheit zu kämpfen.

Hier gilt es, dem Patienten individuell Entwicklungsmöglichkeiten aufzuzeigen und ihn vielleicht sogar dazu zu bringen, dass er seine Krebserkrankung auch wie ein »Geschenk« empfinden kann. Viele Patienten berichten, dass sie durch ihre Erkrankung zu einem veränderten Leben geführt worden sind, aus dem sie ungeahnte persönliche Befriedigung und Glück schöpfen können. Manche sagen sogar, dass sie ihre Erkrankung nicht mehr missen möchten.

Dies relativiert sich natürlich etwas bei solchen Menschen, die in einem metastasierenden Stadium und damit vom Tode sehr viel unmittelbarer bedroht sind. Aber auch ihnen kann man aufzeigen, welchen Sinn sie trotzdem in ihrem jetzigen Leben noch finden können.

Diese Kurzzusammenfassung des IST-Programmes soll ein »Appetizer« sein für Ärzte, es in ihr ärztliches Tun einzubeziehen, und für Patienten, an diesen Fragestellungen zu arbeiten.

In der Anlage ist die Bezugsquelle für den Fragebogen verzeichnet, dort können Informationen abgerufen werden, auch zu überregionalen Treffen bezüglich dieses Trainingsprogrammes, die wohl in Zukunft eingerichtet werden.

In unserer Praxis hat es sich sehr bewährt, dieses Programm mit unseren Patienten durchzugehen. Die Verbesserung der Selbstregulation hat in vielen Fällen dazu geführt, dass die Kranken mit ihrem persönlichen Schicksal weniger hadern und auch in ihrem sozialen Umfeld wieder glücklich und zufrieden sind und in ihrem Leben wieder einen Sinn gefunden haben.

8. Positive Synergie: ISCADOR® und Selbstregulationstraining

Wie im Kapitel 7 ausgeführt, hat die umfangreiche Studie von Grossarth-Maticek an über 10.000 Krebspatienten gezeigt, dass die Überlebenszeit umso länger war, je besser die Selbstregulation der Patienten gewesen ist.

Gleichzeitig wurde jedoch auch deutlich, dass die durchschnittliche Überlebenszeit von Krebspatienten sich unter einer ISCADOR®-Therapie von 37 auf 51 Monate statistisch eindeutig verlängerte. Grossarth-Maticek hat die Patienten nämlich auch nach der von ihnen durchgeführten Therapie befragt.

Das interessanteste Ergebnis war darüber hinaus, dass Patienten, die sich einer Misteltherapie unterzogen, einen höheren Grad der Selbstregulation aufwiesen als diejenigen, bei denen die Mistel therapeutisch nicht eingesetzt wurde. So ergibt sich aus dieser Studie auch, dass sich die Misteltherapie und die Selbstregulation in positiver Weise ergänzen:

- Je besser die Selbstregulation, desto länger die Überlebenszeit bei allen Formen der Krebserkrankung.
- Misteltherapie verlängert ebenfalls deutlich die Überlebenszeit und verbessert die Selbstregulationsfähigkeit.
- Patienten mit guter Selbstregulation haben bei gleichzeitiger Misteltherapie die besten Chancen, länger zu überleben.

Die mittlere Verlängerung der Überlebenszeit unter einer Misteltherapie von 37 auf 51 Monate ist im Grunde eine Sensation. Wenn wir Studien zu neuen Chemotherapien oder zu einer neuen antihormonellen Therapie analysieren, werden Überlebensvorteile von vier bis sechs Monaten schon als deutlicher Erfolg herausgestellt. Eine Verlängerung von 37 auf 51 Monate unter einer konventionellen Therapie käme einer medizinischen Sensation gleich, leider wird nicht der gleiche Maßstab für eine Misteltherapie angelegt!

In den genannten Studien wurde nicht untersucht, wie es dazu kommt, dass Patienten unter Misteltherapie eine bessere Selbstregulation entwickeln können. In weiteren Studien soll dieser Frage nachgegangen werden, um eine naturwissenschaftliche Untermauerung dieses eindeutigen Befundes zu haben. Immerhin wird ja in der genannten Studie die Überlebenszeit in Monaten beim besten Grad der Selbstregulation durch Misteltherapie um mindestens 20 Monate gesteigert.

Auch wenn wir weder einen naturwissenschaftlichen Beweis noch eine Studie dazu liefern können, sind wir doch langjährige Praktiker, die sich aufgrund der Erfahrung ohne weiteres vorstellen können, warum Patienten unter einer Misteltherapie eine bessere Selbstregulation haben. Durch viele Untersuchungen ist nämlich festgestellt worden, dass die Misteltherapie zu einer Verbesserung der Immunstimulation führt, weiterhin zu einer deutlichen Schmerzreduktion zum Beispiel bei Knochenmetastasen, aber auch bei Weichteilmetastasen, und schließlich zu einer Aktivierung und Steigerung der körperlichen Fähigkeiten. Auch wurden positive Reaktionen am Neuroendokrinium beobachtet, das heißt, viele Patienten zeigten im Verlauf der Therapie weniger Passivität, weniger Depressionen und hatten zunehmend Mut, die Probleme der Zukunft einschließlich der Herausforderungen ihrer Krebserkrankung anzugehen.

Festgestellt wurde eine Zunahme des Körpergewichtes, eine Verbesserung von Appetit und Essverhalten, eine deutliche Reduzierung des Brechreizes unter Chemotherapie und eine Schonung der Organfunktionen und der Organe, die durch eine Chemotherapie oder Bestrahlungsbehandlung in Mitleidenschaft gezogen worden sind.

Auch die Blockierung im seelischen und geistigen Bereich, wie sie viele Patienten unter einer Hormontherapie insbesondere beim Mammakarzinom und beim Prostatakarzinom beschreiben, ist unter einer Misteltherapie deutlich reduziert.

Daraus ergibt sich für mich als Praktiker, dass die Patienten in einen Zustand versetzt werden, der ihre Lebensqualität deutlich verbessert, wodurch sie weit weniger unter den Auswirkungen ihrer Krebserkrankung, der Operation oder der Nachfolgetherapie leiden als andere. Dass sie dadurch auch eine bessere Selbstregulation erzielen und somit aktiver gegen ihre Krankheit kämpfen können, viel weniger niedergeschlagen sind, viel weniger Schmerzen leiden und damit nicht laufend an ihre Krebserkrankung erinnert werden, liegt für mich auf der Hand.

So ist die positive Synergie zwischen einer Misteltherapie und der Selbstregulation gut zu erklären. Sie sollte uns motivieren, die gleichermaßen positiven Effekte der Misteltherapie, wie wir sie geschildert haben, nicht allein dastehen und wirken zu lassen, sondern diese als Ausgangspunkt zu nehmen, die Selbstregulation des Patienten durch das entsprechende Training weiter zu steigern und zu verbessern.

Dies bedeutet also, dass eine Misteltherapie mit einem gleichzeitig durchgeführten Selbstregulationstraining eine eklatant bessere Ausgangslage für den Patienten im Kampf gegen seine Krebserkrankung schafft und eigentlich medizinisch unverzichtbar ist.

9. Psychoonkologisches Praxis-Programm nach Wagner

In fast zwei Jahrzehnten Praxistätigkeit mit jetzt über 800 Krebspatienten, die in jedem Quartal in unserer Praxis behandelt werden, hat sich ein psychoonkologisches Programm entwickelt, das ganz unterschiedliche Elemente enthält. Natürlich können wir dieses Praxis-Programm nicht bei allen 800 Patienten anwenden, dazu würde die Zeit in einer Kassenpraxis nicht ausreichen. Auch gelingt es nicht, alle in gleicher Weise zu erreichen und zu motivieren.

Es hat sich aber sehr bewährt, alle auf die psychoonkologischen Verfahren anzusprechen und ihnen Therapieangebote zu machen. Viele arbeiten auch selbstständig an diesen Problemen, wenn sie mit den entsprechenden Unterlagen versorgt werden.

Wir haben deshalb im Anhang die Materialien abgedruckt, die auch zum Kopieren geeignet sind.

Als Praktiker wurden von uns verschiedene Elemente in dieses Programm eingearbeitet.

Viele Punkte der Selbstregulation werden dabei analysiert und realisiert, es werden aber auch Elemente der Entspannungstherapie, der Visualisierungsübungen nach Simonton, der Farblicht-Therapie und andere Verfahren integriert, die sich in der Praxis bewährt haben.

Die Krankheitsbedrohung realisieren

Abbildung 9 zeigt ein Blatt, wie wir es unseren Patienten vorlegen. Es soll dazu dienen, dem Patienten klarzumachen, wie sehr ihn seine individuelle Krebskrankheit bedroht. Ein Fußballfeld zeigt auf der einen Seite die Krebskrankheit, auf der anderen Seite die Gesundheit. Auf der rechten Seite ist die Tumorformel nach T1 bis T4 und N1 und M1 aufgetragen. Der Patient kann jetzt in dieses Schema eintragen, wie nahe individuell der Krebs seiner Gesundheit gekommen ist.

Viele Patienten kopieren dieses Blatt auf eine Overhead-Folie, die sie mit Magneten auf einer Metallplatte (Bezugsquellen im Anhang) befestigen, und stellen Symbole her, die zeigen, welche Mittel sie im Kampf gegen die Krebskrankheit individuell einsetzen wollen.

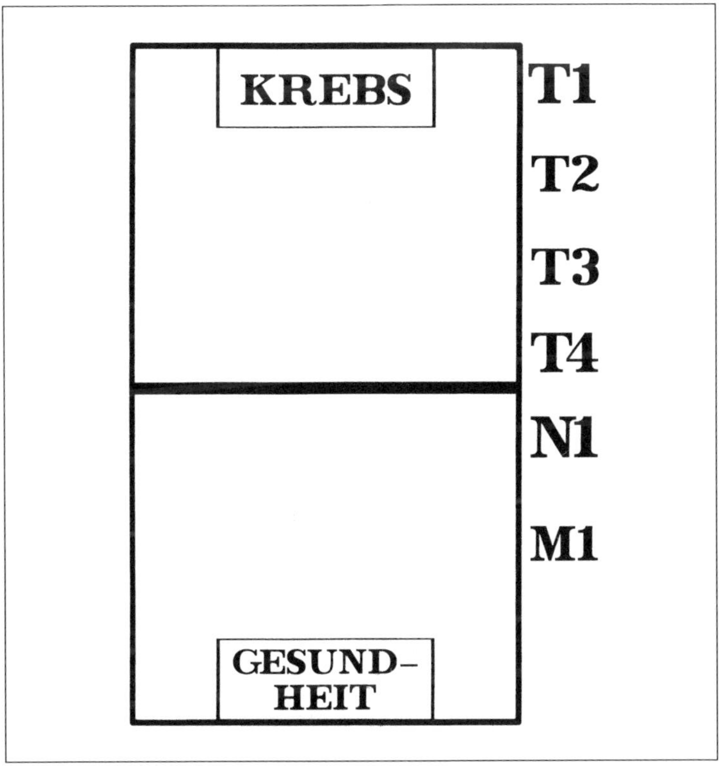

Abbildung 9

Abbildung 10 zeigt zum Beispiel das individuelle Risiko eines Patienten mit einem Prostatakarzinom, der in einem ungünstigen Stadium mit Lymphknotenbefall operiert worden ist. Es handelte sich um ein T4 N1 MX-Stadium mit einem Gleason-Grad von 7, also um einem hochmalignen Prozess. Der Patient hatte sich bislang nur einer Hormontherapie unterzogen.

Wir versuchten nun, ihm klarzumachen, dass er sich so etwas wie eine Mannschaft im Kampf gegen die Krebskrank-

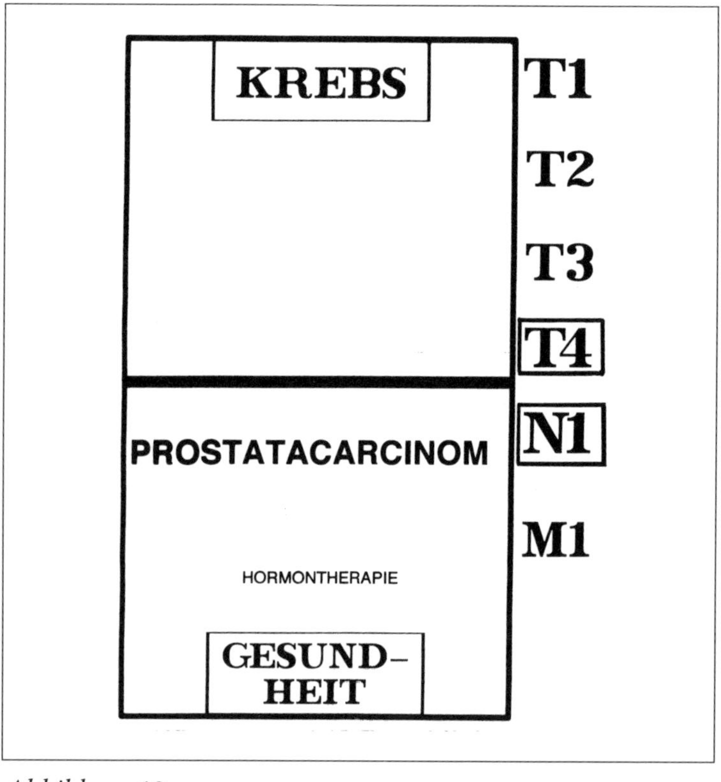

Abbildung 10

heit zusammenstellen muss. Diese »Mannschaft« kann ganz individuell gestaltet werden. Nur eine Hormontherapie einzusetzen, kann da nicht genügen.

Abbildung 11 zeigt dann, welche Medikamente und Therapieverfahren dem Patienten zur Behandlung in der Folgezeit zugute kamen und wie ihm dieses Bild geholfen hat, sich deutlich zu machen, mit welcher Mannschaft er gegen seine schwere Erkrankung kämpft. Ihm war dabei völlig klar geworden, dass die gegnerische Mannschaft (Krebszellen) die

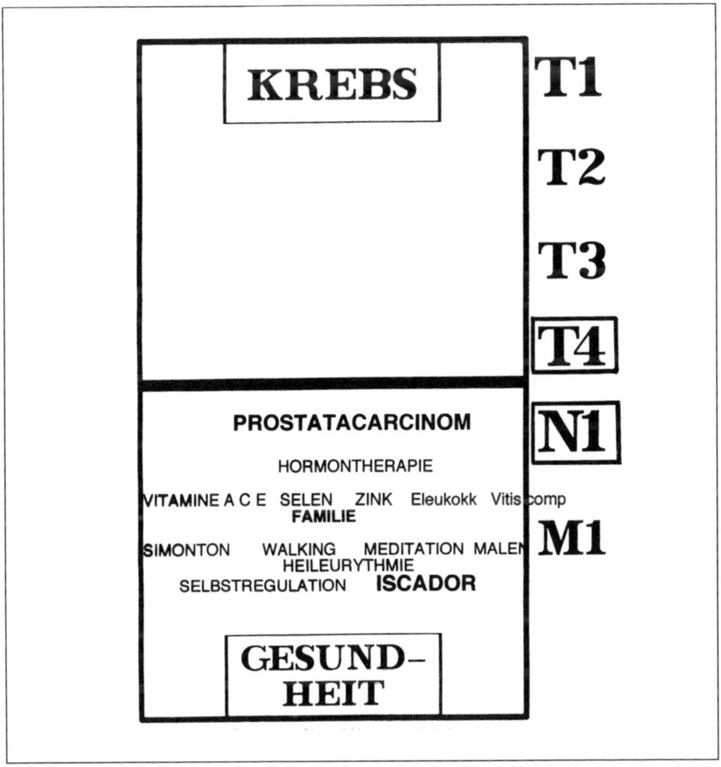

Abbildung 11

Hormonblockade bildlich gesprochen rechts und links hätte umgehen können, was ja in der Realität häufig geschieht, bei ihm aber nicht der Fall war, sodass er dringend weitere Therapien benötigte.

Ihm wurden daraufhin die Medikamente Zink, Selen, Eleukokk® und eine ISCADOR® -Therapie sowie die Vitamine A, C und E verabreicht. Zusätzlich hat er ein sportliches Training mit einem Walking-Programm aufgenommen und führt Visualisierungsübungen nach Simonton und Meditationen durch. Er arbeitet an seiner Selbstregulation und hat die Heileurythmie als Therapie für sich entdeckt, um die durch die Operation bedingten Veränderungen seiner Leiblichkeit wiederum in seinen Gesamtorganismus integrieren zu können und Hilfe bezüglich seiner Aufrichtekraft, seiner inneren Stärke zu erlangen.

Bei der Betrachtung von Abbildung 9 reagieren viele Patienten zunächst erschrocken, wenn sie sehen, wie nahe der Krebs ihrer Gesundheit gekommen ist. Viele erleben es dann aber auch als hilfreich, täglich vor Augen zu haben, welche therapeutischen Möglichkeiten sie gegen ihre Krankheit einsetzen können. Und sie erkennen dabei auch, dass eine alleinige Chemotherapie oder in diesem Falle Hormontherapie einfach nicht ausreichend wäre.

Persönliche Beziehungen klären

Abbildung 12 zeigt ein Beziehungsdiagramm, das den Patienten in die Hand gegeben wird.

Dargestellt ist ein kleiner innerer Kreis, der das eigene Ich darstellen soll. Der mittlere Kreis zeigt die engeren persönlichen Beziehungen an, der äußere Kreis weiter entfernte Beziehungen. Eingeteilt ist das Blatt in eine linke und in eine rechte Hälfte. Links sollen die positiven Beziehungen eingetragen werden, rechts die negativen, die uns beeinträchtigen. Horizontal besteht eine Einteilung in Nicht-Verwandte und Verwandte, sodass Unterscheidungsmöglichkeiten gegeben sind.

Es empfiehlt sich auch für jeden Therapeuten, ein solches Schema einmal auszufüllen und nicht nur kurz daraufzublicken und zu sagen: »Hier ist also mein Ehepartner, hier sind meine Kinder, dort ist die Erbtante Emmy«, sondern alles wirklich einmal schriftlich einzutragen und sich ehrlich klarzumachen: »Welche Beziehungen habe ich, wie viele positive Beziehungen stehen welchen negativen Beziehungen

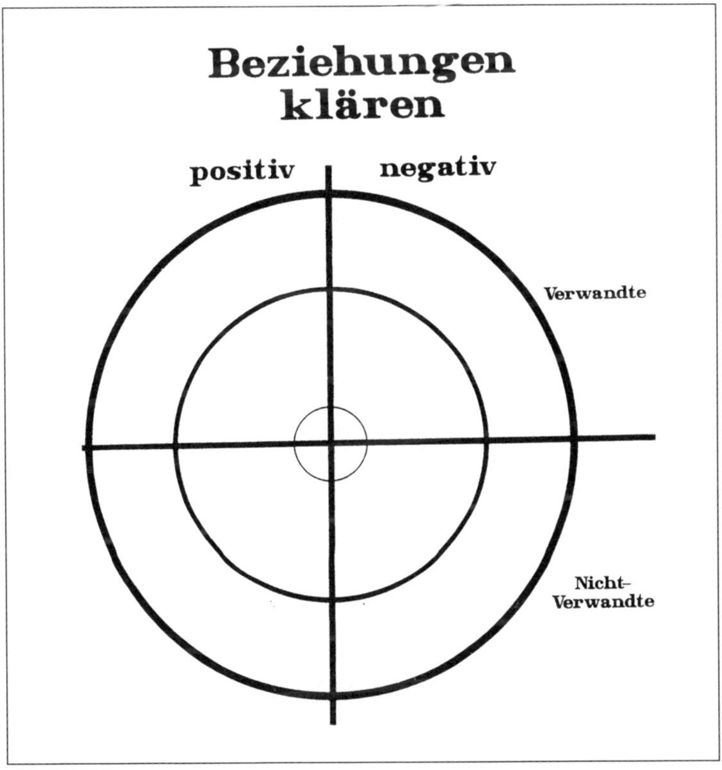

Abbildung 12

gegenüber?« und auch zu realisieren, wie nahe einem negative oder aber auch positive Beziehungen kommen können.

Sinn dieser Übung ist natürlich, nicht nur bei diesem Schaubild stehen zu bleiben, sondern nun das Verhältnis zu den einzelnen Personen zu klären und auch ohne weiteres von Beziehungen zu Verwandten oder Nicht-Verwandten Abstand zu nehmen, wenn der Eindruck besteht, dass eine Klärung des Verhältnisses nicht möglich ist und uns die negative Beziehung sehr belastet. Manchmal ist es besser, Beziehungen zu beenden, als Belastungen weiter hinzunehmen.

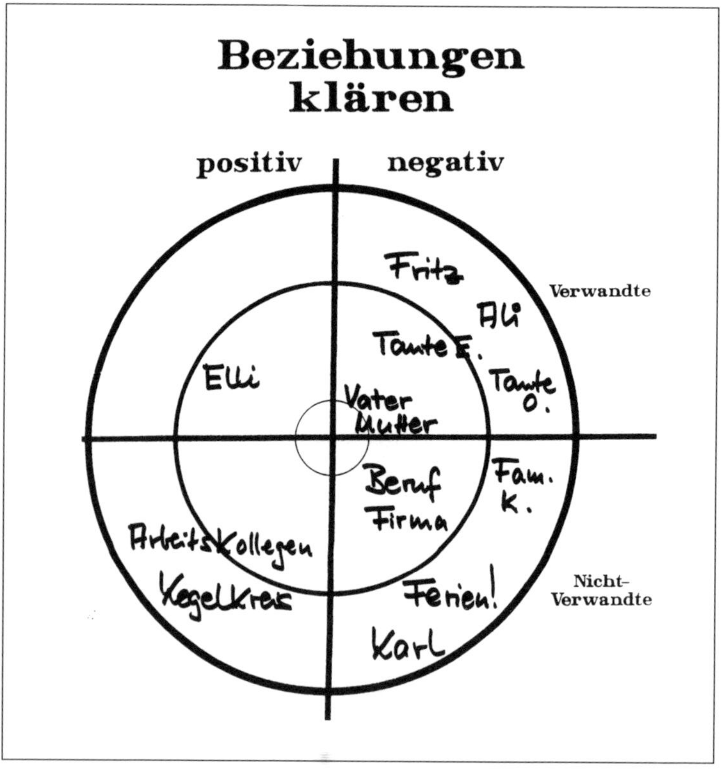

Abbildung 13

Wenn wir an das Typ-C-Verhalten denken, wie wir es weiter oben ausgeführt haben, versuchen viele Krebspatienten natürlich auch, negative Beziehungen positiv zu »schönen«. Dies führt jedoch dazu, dass das ständige Schaffen von Harmonie viele Kräfte erfordert, die zur Bekämpfung der Krebskrankheit ganz anders eingesetzt werden könnten.

Abbildung 13 zeigt uns das Bild einer Patientin, die ihre Beziehungen in dieses Schema eingetragen hat. Es handelt sich um eine Frau mit einem metastasierenden Mammakarzinom, die sich von ihren Angehörigen völlig aufgefressen fühlte. Das konnte sie aus diesem Schema erkennen, worauf sie sich aus diesen Beziehungen befreite und aus einer größeren Distanz heraus ein viel besseres Verhältnis zu den sie ursprünglich störenden Personen gewann. Heute kann sie auch sagen, dass sie durch diese Befreiung viel Kraft für den Kampf gegen die Tumorerkrankung gefunden hat.

Auffallend in Abbildung 13 ist auch, dass ihr Beruf und die von ihr geleitete Firma ebenfalls als negativ eingestuft wurden, weil sie sich auch hier aufgefressen fühlte. Selbst die Ferien, die mit Freunden und der Familie verbracht wurden, empfand sie negativ als stresshaft. Nur die engere Familie und die Arbeitskollegen wurden als positiv eingetragen. Erschreckend ist für viele Patienten zu erkennen, wie wenig positive Beziehungen bei ihnen vorhanden sind.

Ziele definieren

Abbildung 14 zeigt die Ziele, die für unser persönliches Wohlbefinden, für unsere Selbstregulation wichtig sind. Sie umfassen folgende Punkte:

- Kreativität
- seelische Beratung
- soziale Kontakte

- Spiritualität
- Visualisierung
- körperliche Aktivität
- persönliche Ziele
- Ernährung

Das Schema ist so aufgebaut, dass die Patienten dieses Blatt auch hier wieder als Folie herstellen und an einer Magnettafel aufhängen, mit Magneten individuell bei ihrer Einschätzung (z.B. 6 = sehr schlecht) starten und den Magneten dann in

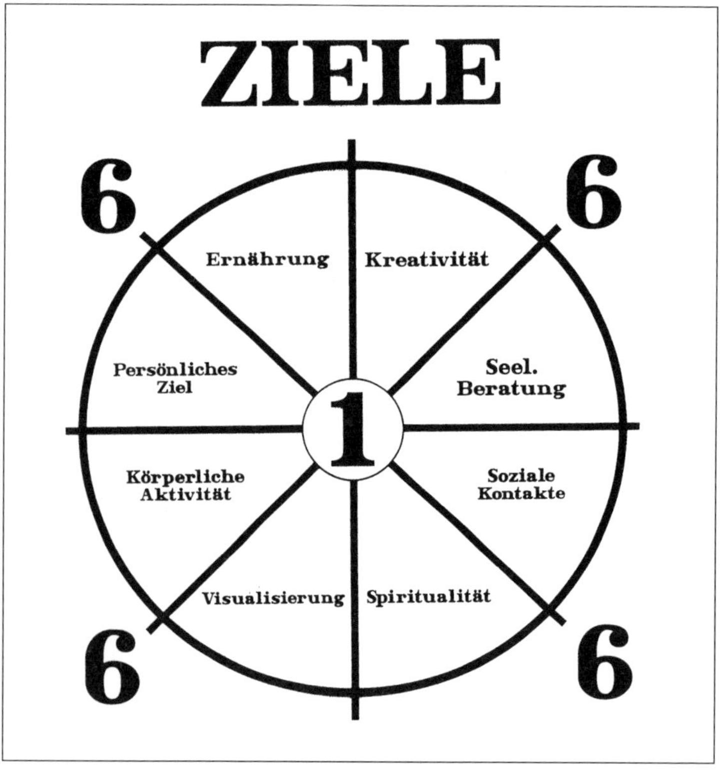

Abbildung 14

Richtung der großen 1 in der Mitte vorschieben, je nachdem, was sie mit dem Selbstregulationstraining im Laufe der Zeit erreicht haben. Acht Magnete zeigen also, wie nah wir unseren Zielen sind oder wie weit der Weg ist, den wir noch zurückzulegen haben.

Kreativität:

Es ist wichtig, kreativ zu werden, zu künstlerischem Tun zu gelangen, Geist und Seele damit anzuspornen und neue Nerven-Sinnes-Reize zu entdecken, um so auch geistige Fähigkeiten zu entwickeln. Hierzu gehört zum Beispiel die Aufnahme einer Maltherapie, aber auch das freie künstlerische Malen oder die Fähigkeit, Feste zu gestalten, eben einfach etwas Neues, Eigenes, Unverwechselbares zu schaffen.

Seelische Beratung:

Bei diesem Punkt geht es darum, zu schauen: Wie ist denn unsere seelische Konstellation? Führen die Krebskrankheit und die Therapie dazu, dass wir uns seelisch völlig ausgebeutet fühlen, dass wir depressiv sind, den Sinn des Lebens nicht mehr finden können, oder gelingt es uns, aus dem tiefen Loch dieser Befindlichkeit herauszusteigen und wieder Mut für das Leben zu finden?

Soziale Kontakte:

Nachdem wir unsere Beziehungen in der letzten Übung realisiert haben, geht es jetzt darum, die bestehenden sozialen Kontakte, die wir als positiv erkannt haben, zu pflegen, weil Freundschaften nur von der dafür auch eingesetzten Zeit leben. Zum anderen muss der Versuch unternommen werden, weitere positive Kontakte und somit ein Beziehungsnetzwerk zu schaffen, auf das wir dann zurückgreifen können, wenn wir persönliche Hilfe brauchen. Es gilt aber auch, die anderen wahrzunehmen, und einzuspringen, wenn sie unsere Hilfe benötigen.

Spiritualität:

Dieser Punkt wird bei den einzelnen Patienten ganz unterschiedlich behandelt. Leicht tun sich hier diejenigen, die einer Religionsgemeinschaft angehören und die vielleicht sogar das Empfinden haben, dass ihre Krebserkrankung in einem höheren Zusammenhang steht, dass es sich hier um etwas handelt, das in ihrem Schicksal, ihrem Karma festgeschrieben ist und ihrer Entwicklung dient. Ein solcher Halt, den uns eine Weltanschauung oder eine kirchliche Religionsgemeinschaft gibt, kann ganz verschüttet oder vielleicht zuletzt in den Kindertagen gepflegt worden sein. Er vermag aber eine große Hilfe zu sein, wenn einschneidende Tumorereignisse auf einen zukommen.

Visualisierung:

Verschiedene Visualisierungsübungen, auf die wir weiter eingehen werden, helfen uns zunächst einmal, die Krebskrankheit zu realisieren, um dann den aktiven Kampf gegen die Krebszellen aufzunehmen. Auch über Entspannungsübungen lässt sich eine Verbesserung der Selbstregulation erreichen.

Körperliche Aktivität:

Durch viele Studien ist nachgewiesen, dass körperliche Aktivitäten das Immunsystem stimulieren können. Übertriebene Aktivitäten wie zum Beispiel Marathon-Training oder lang dauernde, erschöpfende Tennisspiele führen allerdings zu einer Verminderung der Immunstimulation. Auch hier gilt das »goldene Mittelmaß«. Insbesondere das Walking scheint uns eine Methode zu sein, bei der Patienten die Laufgeschwindigkeit und die unterschiedlichen Gehstrecken individuell dosieren können und somit eine körperliche Aktivität erreichen, die ihrem Krankheitszustand und ihrem Lebensalter angepasst ist.

Persönliches Ziel:
Hier geht es darum, dass der Patient sein persönliches Ziel für die nächste und für die fernere Zeit definiert, dass er sich Pläne macht, was er erreichen will, um so wiederum einen Sinn in seinem Leben sehen zu können.

Ernährung:
Viele Studien zeigen, dass die Ernährung einen großen Einfluss auf die Tumorentstehung hat. Aber auch bei einer schon bestehenden Tumorerkrankung führt eine qualitativ hochwertige Nahrung zum einen zu einer Verbesserung der Nerven-Sinnes-Qualitäten und zum anderen auch zu einer Entlastung des Körpers, da dieser keine Schadstoffe mehr verkraften muss und die Immunfunktionen in dieser Hinsicht entlastet werden und sich ihren eigentlichen Aufgaben, der Tumorbekämpfung, zuwenden können.

Ausnahme hierbei sind Patienten unter Chemotherapie, Bestrahlungsbehandlung oder in einem weiter fortgeschrittenen Tumorstadium. Hier gilt es, zu realisieren, dass Krebszellen immer »fressen«, dass man sozusagen gegen diese Krebszellen anessen muss, um nicht derem hohen Stoffwechsel zu unterliegen, und dass hier alle Nahrungsmittel erlaubt sind, die zu einer Gewichtszunahme führen.

Erfolge kontrollieren

Abbildung 15 zeigt die Erfolgstreppe, wie sie individuell für jegliches persönliche Ziel, für jede Anstrengung eingesetzt werden kann. Dieser Punkt kann mit der Abbildung 14 kombiniert werden, um sich individuell ein Ziel zu wählen, bei dem man seine Fortschritte genauer dokumentieren will.

Bei einer ersten Betrachtung mag dieses Programm manch einem relativ einfach erscheinen. Aber jeder, der beispiels-

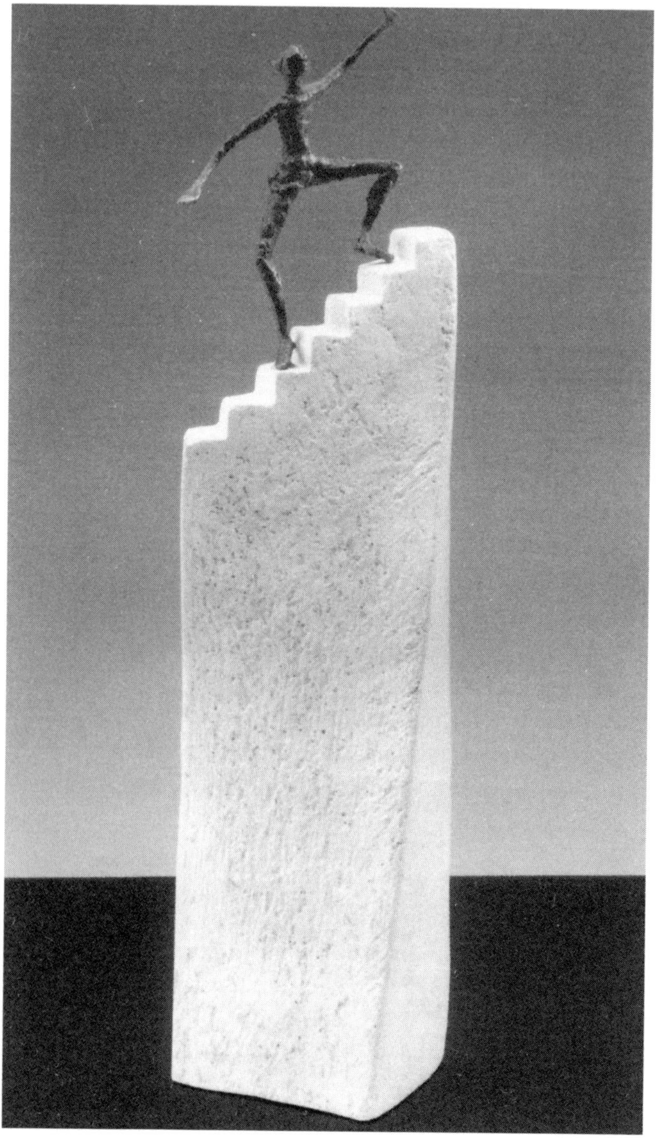

Abbildung 15

weise Gewichtsprobleme und Übergewicht hatte und sich eine Kurve aufgestellt hat, die zum einen die wöchentliche Gewichtsabnahme und zugleich das postulierte Ziel aufzeigt, weiß, wie positiv es ist, einen solchen Verlauf immer wieder mental vor sich zu haben. Das Durchhalten einer bestimmten Therapie oder in unserem Beispiel es durchzuhalten, weniger zu essen, sich bei den Mahlzeiten zu beschränken, gelingt deutlich besser, wenn man mental die entsprechende Abnahmekurve oder, anders ausgedrückt, die Annäherung an das definierte Ziel vor Augen hat, als wenn man es nur theoretisch »mit sich herumträgt«.

10. Praktische Übungen zum Praxisprogramm

Grundentspannungsübung

Die Grundentspannungsübung sollte vor jeder weiteren Übung gemacht werden. Sie dauert ungefähr zehn Minuten und führt zu einer inneren Gelöstheit, verbunden mit einer »Ansprache« an die Krebszellen und einer Visualisierungsübung. Es ist bei allen nachfolgenden Übungen sehr hilfreich, sich die Texte auf eine Tonbandkassette zu sprechen oder dies von jemandem mit einer angenehmen Stimme tun zu lassen. Man kann schlecht meditieren, während man liest; es ist sehr viel besser, sich in einen stillen, harmonischen Raum zurückzuziehen und dort bei gedämpftem Licht, vielleicht mit einer Kerze die entsprechende Übung durchzuführen.

Im Laufe der Zeit werden diese Übungen so vertraut werden, dass sie von selbst aktiv durchgeführt werden können und keine Tonbandanleitung mehr benötigt wird.

Wichtig dabei ist, sich klarzumachen, was die einzelnen Übungen bezwecken und welchen Sinn und inneren Duktus sie haben, sodass man sie dann auch selbstständig nachvollziehen und wiederholen kann.

Einige dieser Übungen sind mit Visualisierungsübungen verbunden. Die Visualisierung ist von C.O. Simonton (siehe Literaturverzeichnis) in die psychoonkologische Therapie eingeführt worden.

Simonton ist ein amerikanischer Onkologe, der festgestellt hat, dass seine Patienten mit einem bestimmten psychoonkologischen Begleitprogramm eine eklatante Verbesserung der Überlebenszeit aufwiesen. Er hat in Amerika ein eigenes Trainingszentrum zur Durchführung dieser Visualisierungsübungen eingerichtet. Jedes Jahr hält er in Deutschland entsprechende Kurse für Ärzte, Therapeuten und auch Patienten, um diese Methode zu lehren und zu verbreiten.

Wir haben in unserer Praxis damit sehr gute Erfahrungen gemacht und diese Programme bei vielen Patienten aktiv durchgeführt. So konnten wir zum Beispiel feststellen, dass Patientinnen mit einem metastasierenden Mammakarzinom im Vergleich zu solchen, die im gleichen Tumorstadium waren, diese Therapie aber nicht durchgeführt haben, über eine deutlich verlängerte Überlebenszeit und auch eine bessere Lebensqualität verfügten.

Welches innere Bild man von den Krebszellen und ihrer Bekämpfung hat und haben kann, ist unterschiedlich. Viele Patienten sträuben sich zunächst, immer wieder Tod und Vernichtung im eigenen Körper zu meditieren, und wollen weniger martialisch vorgehen. Natürlich soll jeder individuell für sich das richtige Bild bei diesen Vorstellungsübungen finden, man muss aber schon davon ausgehen, dass es in dem kranken Körper eben tatsächlich martialisch zugeht. Die Tumorabwehr, die von den Abwehrzellen, wie zum Beispiel den eosinophilen Granulozyten oder den Natural-Killer-Zellen oder den zytotoxischen Lymphozyten durchgeführt wird, hat zur Folge, dass die Krebszellen direkt angegriffen werden, zum Teil durch toxische Stoffe, zum Teil dadurch, dass ihre Zellmembran durchbohrt wird und toxische Stoffe in sie injiziert werden, was zu ihrer Auflösung führt. Dazu werden wir eine eigene Übung und Visualisierung aufzeigen.

Leider genügt es nicht, mit den Krebszellen einfach nur »vernünftig« zu sprechen, um sie zur Aufgabe ihrer zerstörerischen Aktivität zu bringen. Es muss schon ein innerer Kampf stattfinden, um eine Tumorerkrankung zu überleben.

Bei der Grundentspannungsübung versuchen wir zunächst mit geschlossenen Augen ganz ruhig zu werden, unsere angespannte Muskulatur zu lockern und uns unseren Körper ganz gelöst vorzustellen. Erreicht werden soll eine Ruhe vor der Wachheit, die alles, was verspannt ist, an uns abfließen lässt, sodass wir von den Fußsohlen bis zum Kopf unsere Verspannungen lösen und lernen, einfach loszulassen.

Wenn wir dann ganz entspannt sind, wird das Bewusstsein auf die Stelle im Körper gelenkt, wo etwas geschehen soll. Es kann sich hier um die Metastasierung handeln, um den Ort, an dem die Chemotherapie besonders wirken soll, um den Ort, der von der Bestrahlung beschützt werden soll, oder um ein Gelenk oder eine Stelle der Wirbelsäule, die uns im Augenblick besonders schmerzt. Dann wird versucht, mit dem Organismus zu reden und sich dabei gleichzeitig klarzumachen, dass wir vielleicht selbst etwas zur Entstehung unserer Krebskrankheit beigetragen haben und Signale und Botschaften unseres Körpers überhört haben, die dieser uns schon lange Zeit geschickt hat. Es ist natürlich gleichzeitig ein Versprechen, von nun an auf diese Botschaften zu achten und weitere Warnsignale nicht wieder in den Wind zu schlagen.

Dann wird der Atem benutzt, um zum einen eine noch tiefere Entspannung herbeizuführen und zugleich symbolisch Heilkräfte in den Organismus einströmen zu lassen und mit der Ausatmung alles Verkrampfende, alles, was ich aus dem Organismus entfernen möchte, hinauszuschaffen.

Viele Patienten führen diese Übung gerne und häufig durch, weil sie zu einer tiefen Entspannung führt, eine positive Grundstimmung hinterlässt und einem auch das Gefühl gibt, dass heilende Kräfte in den Körper einströmen und belastende Vorgänge und Substanzen beim Ausatmen aus dem Körper entfernt werden können.

Der vollständige Text ist im Anhang abgedruckt.

Selbstbesinnungsübung

Die folgende Selbstbesinnungsübung (Desiderata) wurde in der alten St.-Pauls-Kirche in Baltimore gefunden. Sie soll um 1890 entstanden sein und diente als Meditationsgebet.

Auch diese Übung soll dazu führen, dass wir ruhig und gelassen werden und versuchen, unseren persönlichen Umgang mit den anderen Menschen neu zu strukturieren. Wir sollen uns an unseren Plänen, unseren eigenen Leistungen freuen, dabei aber bescheiden bleiben. In diesen Text sind viele Wahrheiten verpackt, die uns zeigen, wie wir uns im Leben verhalten sollen, wie wir das Glück schätzen dürfen, aber nicht übermütig werden sollen, und dass wir versuchen sollen, im Frieden mit den höheren Mächten, mit Gott zu leben und danach streben, glücklich zu sein.

Es ist sehr wohltuend, diese Übung immer wieder durchzuführen. Man kann sich dabei auch das Innere einer Kathedrale vorstellen, vielleicht in einer Abendstimmung mit den letzten Strahlen der Sonne, die die Fenster in ihrer Farbpracht durchleuchten, um so aus unserer Gehetztheit, unserem Getriebe zu innerer Ruhe und Gelassenheit zu kommen. Dies soll uns ermöglichen, den Stress, der im tagtäglichen Leben durch Berufstätigkeit, aber auch zum Beispiel durch eine Krebstherapie, unvermeidlich ist, besser ertragen zu lernen, und das Ziel, das Leben in Harmonie, das Leben in Frieden mit uns und in Frieden mit höheren Mächten, nicht aus den Augen zu verlieren.

Auch dieser Text ist im Anhang vollständig abgedruckt.

Visualisierungsübung: Tod der Krebszelle

Im Anhang (S. 143) sind unter dieser Übung vier Bilder abgedruckt, die zeigen, wie ein zytotoxischer Lymphozyt eine Krebszelle angreift.

Bei dieser Übung kann man sich vorstellen, die Abbildungen in Bewegung zu erleben und auf diese Weise vor Augen zu haben, wie eine Abwehrzelle tatsächlich eine viel größere Krebszelle angreift und zerstört.

Man beginne die Visualisierungsübung mit der Betrachtung der ersten Abbildung, die eine große, bedrohliche Tumorzelle zeigt, der sich eine kleinere Zelle, hier die Abwehrzelle, nähert.

In der nächsten Abbildung sieht man, wie diese Zelle beginnt, in die Wand der Tumorzelle einzudringen. Ein Strahlenkranz um die Tumorzelle zeigt so den bevorstehenden Tod der Tumorzelle an.

Auf dem nächsten Bild sieht man die Abwehrzelle weiter eindringen, was zu einer Schrumpfung der Tumorzelle führt. Dabei kann man beobachten, wie toxische Substanzen von der Abwehrzelle in die Tumorzelle übergehen.

Das letzte Bild zeigt dann, dass die Abwehrzelle die Tumorzelle vollständig zerstört hat und schwarze, kompakte Partikel übrig bleiben, die die Tumorzellreste darstellen.

Diese Visualisierungsübung zeigt Patienten oft zum ersten Male, wie martialisch es bei der Tumorabwehr in unserem Körper zugeht, wenn eine Abwehrzelle eine Tumorzelle tatsächlich umbringt. Es zeigt aber auch, wie aktiv diese Abwehrzellen sind, wie gezielt sie Tumorzellen angreifen können und wie hilflos diese darauf reagieren.

Ziel dieser Übung ist es, durch aktives Denken eine reale Vorstellung von diesen Vorgängen zu bekommen. Das ist eine große Hilfe im Kampf gegen die Krankheit.

Den Tumor begraben: die Grand-Canyon-Übung

Die folgende Übung verdanken wir einem Patienten, der während eines Urlaubsaufenthaltes im Westen der Vereinigten

Staaten den Grand Canyon kennen gelernt und diese Übung mit ausgearbeitet hat.

Beim Grand Canyon handelt es sich um ein riesiges Gebiet, dem man sich über eine Ebene nähert, wobei man beim Näherkommen nicht ahnt, dass diese Ebene plötzlich abbricht und man in eine gewaltige verzweigte Schlucht blickt, die viele Quadratkilometer umfasst und eine farblich unglaublich differenzierte, zerklüftete Steinwüste aufweist. In Milliarden von Jahren hat sich der Colorado-Fluss hier Bahn gegraben. Man steht fassungslos am Rand der Ebene, die plötzlich in diese Schlucht abbricht. Der erwähnte Patient verband dieses Erlebnis mit dem plötzlichen Auftreten seiner Krebserkrankung, die er nicht habe voraussehen können und nicht vorausgesehen habe.

Es gibt nun die Möglichkeit, einc Wanderung durch den Grand Canyon zu unternehmen, die eine große sportliche Herausforderung bedeutet und in vier Tagesetappen zu leisten ist.

Am besten ist es, wenn man sich eine Abbildung des Grand Canyon besorgt, wie sie im Buchhandel bei Reisebüchern über den Westen der USA leicht zu bekommen ist, oder aber sich dieses gewaltige Naturdenkmal im Internet anschaut, indem man als Suchbegriff den Grand Canyon eingibt.

Man stelle sich vor, dass man staunend vor diesem riesigen Schluchtensystem mit seiner Varietät von vielfarbigen Gesteinen steht, die je nach Stand der Sonne eine unterschiedliche Färbung annehmen. Ein Bild, das die Seele erwärmt und gleichzeitig ein Grauen hervorruft, wenn man in die Tiefe blickt, in der weit unten der Colorado River mit seinen braunen Fluten verläuft, der dieses Kunstwerk in Jahrmillionen erschaffen hat. Man setzt sich das Ziel, diese Schlucht zu durchqueren und die gegenüberliegende Seite der Ebene zu erreichen, die man sehen kann und die eine Distanz von mehreren Kilometern bedeutet. Diese Herausforderung zu bewältigen ist sozusagen das Ziel – in unserem speziellen Fall das Ziel, die Krebskrankheit zu überwinden.

Dazu bedarf es zunächst des Abstiegs in diese Schlucht, und man stelle sich vor, wie man auf einem steilen, steinigen Weg mit vielen Kehren und Windungen langsam in dieses Labyrinth der Schluchten hinabsteigt. Man kommt dem Grauen der Tiefe näher und lässt einen Teil des Tageslichtes je nach Sonnenstand hinter sich. Erstaunlich ist es aber, dabei festzustellen, wie schön diese Steinwüste auch sein kann, wie auch hier Leben herrscht und unsere Sinneswahrnehmungen an Pflanzen, Tieren und Steinen geschult werden können.

Genau so können wir auch während der Krebstherapie schöne Dinge erleben, nicht alles ist nur dunkel und düster, während wir durch Bestrahlung und Chemotherapie gehen.

Nach zwei Tagen haben wir die tiefe Talsohle erreicht und stehen vor dem Colorado River, der von einer silbernen Brücke (Silver Suspension Bridge) überspannt wird. Wir stellen uns mental vor, dass wir in die Mitte der Brücke gehen, hoch über dem Flussniveau stehen und nun unsere Krebskrankheit symbolisch diesem Fluss übergeben.

Dieser Fluss, der in Jahrmillionen seiner Arbeit an diesem Schluchtensystem eine unendliche Kraft entwickelt hat, trägt symbolisch unsere Krebserkrankung mit sich fort, trägt mit fort alles das, was physisch und nicht-physisch von der Krebskrankheit sichtbar und spürbar ist, wir begraben im tiefen Colorado River unsere Krebskrankheit.

Wir überqueren dann den Colorado, und auf der anderen Seite gelingt es uns, in zwei mühsamen Tagesmärschen, die uns körperlich und seelisch belasten, den Aufstieg aus dieser tiefen Schlucht zu schaffen, aus diesem Grab unserer Krebskrankheit, und wir steigen empor zur anderen Seite der Schlucht, empor zum Licht. Und wir sind froh und glücklich, wenn wir die Ebene wieder erreicht haben und nicht mehr die steil aufragenden Schluchtwände vor uns haben, sondern unser

Blick wieder über die Ebene schweift, wo wir uns ein neues Ziel setzen können, weil wir wieder in die Weite, in unserem Fall in die Weite des Lebens blicken können.

Symbolisch haben wir die Schluchtwände als all das empfunden, was die Krebskrankheit und die Krebstherapie uns entgegengestellt hat, und wir haben mental gelernt, dass das Ziel nicht auf geradem Wege zu erreichen ist, dass es Biegungen und Kehrtwendungen gibt und Rückschläge eintreten können, dass es aber dann stetig bergauf geht und wir am Ende wieder zum Licht gelangen können.

Diese Übung beeindruckt viele Patienten, sie kann ihnen auch leicht erklärt werden, besonders wenn sie sich eine farbige Darstellung des Grand Canyon besorgen oder im Internet die Silver Suspension Bridge betrachten, von der die Krebskrankheit symbolisch begraben werden kann.

Die Last vermindern, Licht erleben: die Bryce-Canyon-Übung

Nachdem Sie diese Übung gelesen haben, schließen Sie bitte das Buch und betrachten Sie das Titelblatt. Sie sehen darauf eine fotografische Aufnahme aus dem Bryce-Canyon, die so genannte Wallstreet, eine tiefe Schlucht, die man ebenfalls durchwandern kann, wobei die steil aufragenden Felswände sehr eng werden.

Auch beim Bryce-Canyon haben wir im Westen der USA ein Naturdenkmal vor uns, das durch die Erosion in Millionen von Jahren entstanden ist, wobei einzelne Felsen und Felsgruppen stehen geblieben sind, die vor der Erosion geschützt waren, während andere ausgehöhlt wurden, sodass sich heute ein rötlich erscheinendes Schluchtensystem über mehrere Quadratkilometer erstreckt. Auch in dieses Schluchtensystem kann man hinabsteigen und dabei Erlebnisse haben, die wir als Bryce-Canyon-Übung unseren Patienten anbieten.

Man beginnt wieder auf der Höhe der Ebene, schaut in das Labyrinth rötlich gefärbter Steinsäulen hinab und begibt sich auf einen Weg, der sich mäanderartig mit vielen Windungen, vielen Kehrtwendungen in die Tiefe schlängelt, die wiederum die verschiedenen Stadien, aber auch Rückschläge während der Krebstherapie symbolisieren sollen. Immer tiefer hinab gelangt man in diese Schlucht, der blaue Himmel bleibt immer weiter zurück, und wenn man diese Wanderung in der Abenddämmerung macht, werden die Felsen vom Licht der untergehenden Sonne rötlich beleuchtet. Es wird einem bedrohlich zumute, so tief in diese Schlucht einzudringen, so tief symbolisch in die Krebskrankheit bis zum Grunde dieser Schlucht, die eigentlich den tiefsten Punkt darstellt, wie ihn viele Patienten bei der Diagnose oder nach einer lang dauernden onkologischen Therapie empfinden. Sie spüren, dass sie nun auf dem tiefsten Punkt angekommen sind, und das ist verbunden mit Trauer, Hoffnungslosigkeit und Lähmung. Vor sich sieht man nur hohe Steinwände, die immer enger zusammentreten und die nur einen kleinen Durchlass haben, hinter dem allerdings wieder das Licht in leuchtenden, rotorangen Farben sichtbar wird. (Bitte betrachten Sie immer wieder die Umschlagseite.)

Es wird einem klar, dass man durch diese enge Stelle nur dann gelangen kann, wenn man vieles von dem, was sich im Laufe des Lebens auf den Schultern angehäuft hat, was man als »Päckchen« mit getragen hat, ablegt. Man hat das Gefühl, dass nicht alles, was einen belastet, hier mit durchpasst. Wir müssen uns »häuten«. Die Amerikaner haben hierfür ein Wort, »to lobster«, was beinhaltet, was beim Hummer passiert, wenn er zu groß gewachsen ist und seinen Panzer erweitern muss. Er erweitert ihn nicht langsam, sondern er hat die Fähigkeit, sich zu »häuten« (to lobster), seinen Panzer abzulegen und sich langsam einen neuen Panzer, der ihm in seiner jetzigen Größe besser passt, wachsen zu lassen.

Auch wir müssen uns häuten, müssen Dinge ablegen, die uns belasten, müssen Beziehungen beenden, die nur negativ auf uns einwirken, und müssen schauen, dass wir uns eine neue Haut zulegen, mit einem neuen Ziel, mit dem Versuch, ein neues Leben zu beginnen, um durch diese enge Stelle zu gelangen. Und nur so kommen wir wieder in das Licht, können wir das Licht erleben, das uns durch die Dunkelheit von der anderen Seite der engen Stelle entgegenströmt und uns anzeigt, dass hier unser Ziel liegt, dass es hier wieder aufwärts gehen kann.

Und wenn wir nach der Durchquerung der Schlucht zwar im Licht angelangt sind, jedoch noch nicht auf der Ebene, so zeigt uns auch dies symbolisch, dass eine Krebstherapie ein weiter Weg ist und es lange dauert, bis wir vom tiefsten Grunde über viele Kehrtwendungen, über Rückschläge, Stufen und weitere Engen schließlich das Ziel wieder erreichen, nämlich die Ebene, jetzt aber auf der anderen Seite. Durch diese Übung haben wir symbolisch all das hinter uns gelassen, was zu unserer Krebserkrankung geführt hat. Wir haben uns gehäutet und alles Schwere in dieser tiefen Schlucht zurükkgelassen. Dabei haben wir gelernt, dass man nicht wie mit dem Fahrstuhl zur Gesundheit gelangen kann, sondern dass die Gesundung ein mühsamer Weg ist, der langsam, aber stetig zum Ziel führt, jedoch nur dann, wenn wir uns entsprechend präpariert haben. Das heißt, wenn wir wissen, welche Ausrüstung wir für diesen Weg brauchen (Selbstregulation!), welches Ziel wir haben und welche Hilfen wir benötigen, um dieses Ziel zu erreichen.

Farblicht-Therapie-Übungen: die Gegenfarbe sehen lernen

Die Farblicht-Therapie entspringt einem Hinweis Rudolf Steiners, der von Felix Peipers in München aufgegriffen und versuchsweise angewendet wurde. Norbert Glas hat die Farblicht-Therapie dann für die Krebsbehandlung weiterentwickelt und erstmals in der Lukas-Klinik in Arlesheim (Schweiz) unter der Leitung von Rita Leroy ausgearbeitet.

Der Ablauf der Behandlung ist wie folgt:

Der Patient setzt sich jeden Tag möglichst entspannt in einem weiß gestrichenen Raum einer Wand gegenüber, die dann von farbigem Licht bestrahlt wird. Die Farbe wechselt täglich, denn jeder Wochentag hat seine bestimmte Farbe. Der Patient soll versuchen zu erleben, dass das farbige Licht ihn vom Kopf bis zu den Füßen durchströmt.

In der täglichen Praxis ist es möglich, den Patienten dazu anzuleiten, bestimmte Farben, die als Farbfolien nach dem Farbkreis erhältlich sind, in einen Diarahmen einzuspannen und mit einem Diaprojektor eine weiße Wand, eine Raufasertapete zu bestrahlen. Es geht aber auch, Farbfolien vor eine Taschenlampe mit einem großen Durchmesser des Lichtkegels zu halten und so die Wand zu bestrahlen.

Nach kurzer Zeit wird das Licht gelöscht, um im Dunkeln die auftauchende Komplementärfarbe erscheinen zu lassen.

Die Abb. 16 zeigt den Farbkreis für die Gegenfarbe.

Diese Gegenfarbe sollte so erlebt werden, dass sie den Patienten von unten nach oben durchflutet, wobei der Vorgang zweimal wiederholt wird.

Die Farblicht-Therapie kann ergänzt werden durch eine altgriechische Planeten-Tonleiter, eine kurze Übung aus der Sprachtherapie oder durch die Betrachtung verschiedenfarbiger Mineralien, hauptsächlich Quarze, die zu der Tagesfarbe gehören.

Wir können hier nicht auf die Entwicklungsgeschichte der Farblicht-Therapie und die theoretischen Grundlagen eingehen. Hierzu sei auf die kleine Schrift von May de Witte hingewiesen (siehe Literaturverzeichnis), in der diese Therapie in schöner Form für diejenigen ausgeführt wird, die ein spezielles Interesse daran haben.

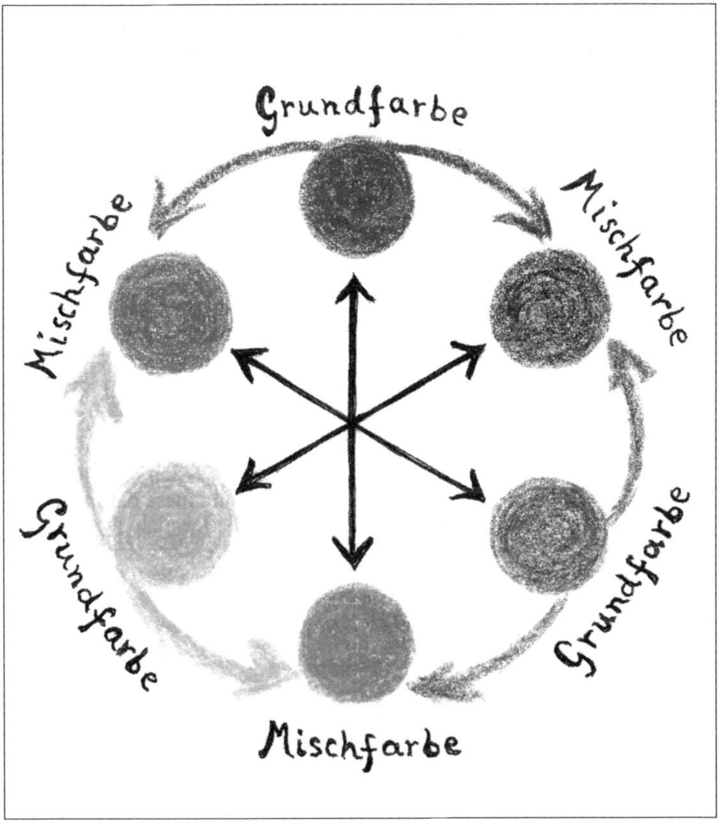

Abbildung 16

Unsere Erfahrungen haben nun gezeigt, dass manche Patienten, insbesondere nach schweren Krebsoperationen, nach Chemotherapie oder Bestrahlung oder bedingt durch Hormonblockade die Gegenfarbe nach einer Lichtbestrahlung nicht mehr erleben können.

Wenn wir zum Beispiel von der Grundfarbe Rot ausgehen, die als Folie leicht erhältlich ist, muss vor dem inneren Auge des Patienten beim Löschen des roten Lichtes die Gegenfarbe Grün erscheinen. Bei der Farbe Blau würde ein Orange im Inneren des Patienten entstehen, bei Gelb eine violette Tönung.

Wir haben die drei Grundfarben, mit deren Hilfe alle Farben gemischt werden können: Rot, Gelb und Blau. Zwischen diesen Grundfarben gibt es je eine reine Mischfarbe: Orange, Grün und Violett. In diesem Farbkreis stehen sich immer je eine Grund- und eine Mischfarbe gegenüber. Dies sind die sich ergänzenden Komplementärfarben. Da das Auge immer ein Ganzes fordert, schafft es, wenn es zum Beispiel ein Blau vor sich hat, aus den übrigen beiden Grundfarben Rot und Gelb ein Orange; wenn es ein Rot anschaut, entsteht innerlich aus Blau und Gelb ein Grün; ist es dem Gelb ausgesetzt, ergänzt es sich aus Rot und Blau ein Violett. Ebenso geschieht das Umgekehrte: Sieht das Auge ein Grün, das aus Blau und Gelb gemischt ist, schafft es sich das Rot dazu und so weiter.

Diese Komplementärfarben entstehen regelmäßig bei allen Farben, die wir um uns erblicken, doch bleibt uns dies meist unbewusst. Wir können es aber leicht nachprüfen, indem wir zum Beispiel einen Buchdeckel aus kräftigem Rot anschauen und danach den Blick auf eine weiße Fläche, etwa die Zimmerdecke, richten. Dann schwebt uns eine grüne Form, dem Buch ähnlich, vor Augen. Auch wenn wir einen orange-glühenden Sonnenuntergang betrachten, haben wir noch lange danach runde, blaue Flecken vor den Augen.

Norbert Glas führt nun aus, dass diese Komplementärfarben nicht physisch entstehen, sondern von den Lebenskräften unseres Organismus gebildet werden. Es sind dies die gesundenden Kräfte, die immer bestrebt sind, Störungen und Krankheiten zu überwinden.

Durch diese Übungen mit der Farbe und der Komplementärfarbe können wir also diese Lebenskräfte aktivieren und erfrischen. Besonders stark ist die Wirkung, wenn wir versuchen zu fühlen, wie uns die Lichtfarbe ganz bis in die Füße hinunter durchströmt und die Komplementärfarbe im Dunkeln von unten nach oben zurückflutet.

Wir haben während unserer Praxistätigkeit häufig sehen können, dass sich bei Patienten, die die Fähigkeit zur Bildung der Komplementärfarbe verloren hatten und gelernt haben, diese wieder zu sehen, die Tumorprognose verbessert hat. Das zeigt, dass die Anregung der Kräfte, die diese Komplementärfarbe entstehen lassen, tatsächlich zu einer Erhöhung der Lebensqualität und zu einer Erfrischung auch unter starken Therapien und einwirkenden Hormonblockaden führen kann.

Wir würden deshalb empfehlen, diese einfachen Übungen bei jedem Patienten regelmäßig durchzuführen.

Der Farbkreis ist aus Herstellungsgründen schwarz-weiß abgebildet. Er kann vom Patienten aber leicht mit Farbstiften in entsprechender Weise ergänzt werden.

Das Labyrinth von Chartres: geistig beweglich bleiben

Roland Halfen hat in der Zeitschrift »Die Drei« (siehe Literaturverzeichnis) einen Auszug aus seiner Arbeit über die Kathedrale von Chartres dargelegt. Sein monumentales vierbändiges Werk über die Kathedrale von Chartres erscheint seit 2001 im Verlag Johannes M. Mayer, Stuttgart. Aus seiner umfassenden Kenntnis dieser Kathedrale beschreibt Halfen, wie man sich durch das Königsportal in das Innere der Kathedrale begibt und wie sich aus dem farbig durchleuchteten Dämmerdunkel ein großes Rätsel ergibt: das Kirchenlabyrinth.

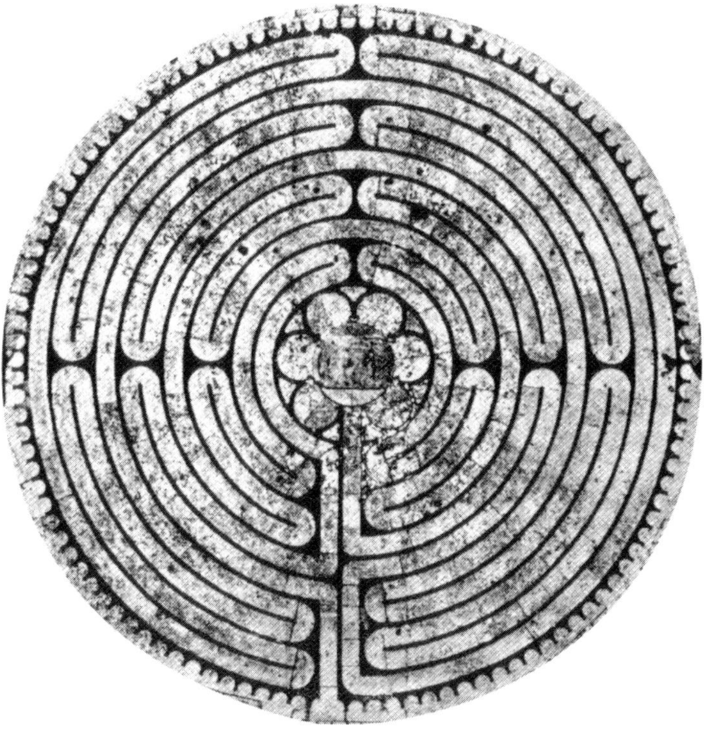

Abbildung 17

Neben mehreren Deutungen zur Geschichte der Labyrinthe insgesamt führt Roland Halfen aus, dass es sich bei diesem Labyrinth (Abb. 17) zusammen mit den Personen, die sich darauf bewegt haben, um einen Bewusstseinsweg handelte, wobei die Bewegungsgebärde wichtig ist.

Halfen führt aus: »Während es sich beim Chartreser Labyrinth im Gegensatz zum Mythos nicht um einen Irrgang handelt, sondern um einen einzigen Weg, verläuft dieser auch im Gegensatz zur Spirale nicht als gleichmäßige Annäherung an die Mitte, sondern zunächst als schnelles, fast geradliniges Zuschweben auf das Zentrum – schon mit wenigen Schritten befindet man sich so nah am Ziel wie später kaum noch. Nach diesem ersten kurzen Blick auf das Zentrum geht der Weg ab in immer größere Rundungen, immer weiter ausschwingenden Bögen und Rückwendung immer mehr in die Peripherie, bis man am Ende des Weges, nach zwei vollständigen Halbbögen, auf der äußeren Bahn wieder unmittelbar neben dem Eingang zum Labyrinth steht. Eine zweite, zum ersten spiegelbildliche Situation, denn wie man zu Beginn sich vermeintlich am Ziel glauben konnte, so nun ebenso vermeintlich wieder am Anfang. Wie zuvor, sind es auch hier wieder nur wenige Schritte, die einem vom Zentrum trennen, nun aber im fast überraschenden Erreichen des Ziels.

Versucht man einmal, die innere Bewegungscharakteristik dieses Weges zu lesen, so lassen sich zwei Aspekte unterscheiden. Der eine ist ein Charakterzug, den man als ›Schicksalsgeste‹ bezeichnen kann: Nach wenigen Schritten des Weges scheint man bereits dem Ziele nahe, doch muss ernüchternd feststellen, dass man nicht wirklich angekommen ist. Stattdessen geht der Weg von dort in immer länger erscheinenden Wegstrecken, immer neuen Rückwendungen scheinbar immer weiter weg vom Ziel, bis man schließlich am weitesten davon entfernt scheint. Dann jedoch erreicht man unversehens das Zentrum des Ganzen. Verdeutlicht man sich diese

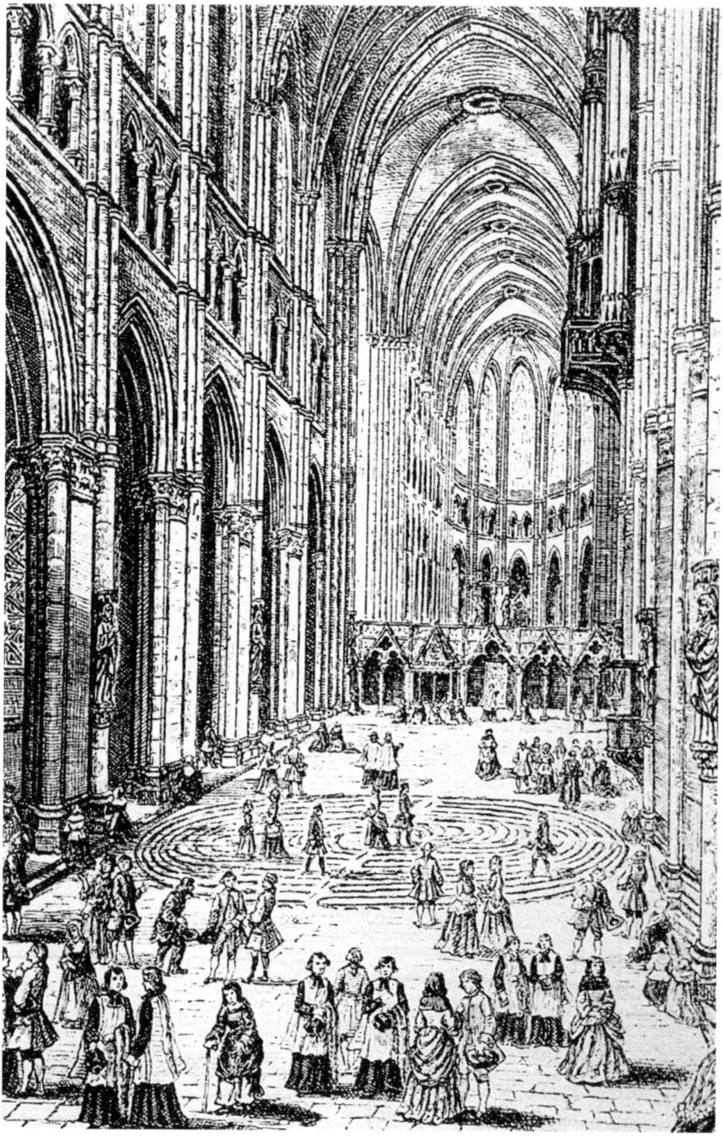

Abbildung 18

Geste, sieht man auch die rhythmische Konzentrik des Weges. Hier sieht man, wie der Weg auf den Bahnen des Labyrinthes nicht willkürlich und ungeordnet zwischen innen und außen verläuft, sondern in rhythmischen Ausdehnungen und Zusammenziehungen immer größere, immer umfassendere Bögen beschreiben lässt.«

Auch diesen Weg durch das Labyrinth können wir symbolisch mit dem Weg durch die Krebserkrankung verbinden. Oft ist das Ziel, die Gesundung, zum Greifen nahe, immer wieder gibt es Rückschläge, die Kehrtwendungen, Umwege notwendig machen und die uns viel Mut und Kraft abverlangen, um unser Ziel (in diesem Fall das Zentrum) nicht aus den Augen zu verlieren.

Die zweite Abbildung (Abb. 18) zum Chartreser Labyrinth zeigt Menschen, die sich auf diesem Labyrinth bewegen, und es ist sehr hilfreich, sich einmal mental vorzustellen, auf diesem Umgang mehreren Personen zu begegnen. Symbolisch sehen wir dabei, wie wir manchen Menschen in diesem Leben immer wieder nahe kommen, wie aber auch Phasen entstehen, in denen wir weit entfernt von ihnen zu sein scheinen, und wie wir uns mit neuen Wendungen und Kehren wieder aufeinander zu bewegen können. Es ist insgesamt ein symbolischer Weg für das Leben, aber auch für das Leben mit und durch die Krebskrankheit.

Diese Übung soll dazu dienen, sich geistig beweglich zu erhalten und sich mental einzuprägen, dass wir in unserem Leben und mit unserem Schicksal einen bestimmten Weg zu gehen haben, dass dieser Weg aber zu einem Ziel führt!

Die Beziehungskiste: mein Verhältnis zu Familie, Partner und Umwelt

Über unsere persönlichen Beziehungen haben wir in weiten Teilen dieser Ausführungen schon gesprochen und Übungen dargelegt, wie wir die Beziehung zu unserem sozialen Umfeld, zu unseren Mitmenschen und zu unserem Partner gestalten können.

Für manche Patienten ist es hilfreich, sich bestimmte Vorgänge anhand von Figuren physisch vor Augen zu führen und dabei zu realisieren, wie die Beziehung zu den nächsten oder zu ferner stehenden Menschen eigentlich gestaltet ist.

Um dies figürlich sichtbar zu machen, genügt es, sich einige Spielfiguren, wie zum Beispiel vom Mensch-ärgere-dich-nicht-Spiel, zu besorgen. Den einzelnen Farben werden dann bestimmte Menschen zugeordnet. Es lassen sich damit gewisse Situationen nachspielen, zum Beispiel, indem man einen Plan von einem Wohnzimmer entwirft und nun symbolisiert, wie man gemeinsam mit der Familie den Abend verbringt. Sammeln sich alle dort vor dem Fernseher oder sind sie einzeln in Einsamkeit verteilt in ihren Zimmern? Wie stehen sie zueinander?

Diese Figuren lassen sich auch künstlerisch gestalten, wie wir es zum Beispiel der Werbung entnehmen können (siehe Anhang, Abb. 25 Beziehungskiste I) Allein schon daraus, wie die Patienten ihren Partner durch Symbole charakterisieren, kann man ersehen, wo Schwierigkeiten in der »Beziehungskiste« vorhanden sind.

In künstlerischer Form hat Paul Wunderlich eine solche Beziehungskiste gestaltet, die aus zwei Figuren (eggheads) besteht (Anhang Abb. 26 Beziehungskiste II).

Der Künstler behauptet von diesen Figuren: 1 + 1 = 3. Dies ist natürlich mathematisch angreifbar. Was damit gemeint ist, ergibt sich jedoch sehr schnell, wenn man die Figuren miteinander in Beziehung setzt. Öffnet man die Beziehungskiste und stellt die beiden Figuren nebeneinander, so fällt zunächst einmal auf, dass sie axialsymmetrisch konstruiert sind. Die linke Seite entspricht exakt der rechten Seite. Und trotzdem ist es ein Unterschied, ob ein egghead nach rechts oder nach links blickt. Anfang, Kommen, der Morgen sind in unseren Vorstellungen mit der Richtung nach rechts verknüpft. Ende, Abgang, den Abend verbinden wir mit der Richtung nach links. Symmetrien schaffen neue Symmetrien. Stellt man die Figuren zueinander, entsteht eine neue Symmetrie, ein Gestaltungsmuster. Und man wird feststellen, dass mit dem Symbol 1 + 1 = 3 gemeint ist, dass die beiden Skulpturen zueinander in Beziehung treten und diese Beziehungsstiftung das so genannte »Dritte« ist.

Wunderlich hat den richtungslosen Kegelstumpf in einen vorwärtsstrebenden Körper verwandelt und die Kopfkugel mit einem eigenen Bildnis geprägt. Es ist erstaunlich, was mit diesen Figuren ausgedrückt werden kann. Einige Beispiele finden sich im Anhang: von der Situation »anlehnungsbedürftig« über »Sich-die-Stirn-Bieten« zu »der Kriecher« bis zu »der Beschützer«. Alle weiteren symbolischen Beziehungen sind möglich.

Es ist beeindruckend, wie viele Patienten ein solches Vorgehen brauchen, um kurz und knapp Beziehungen und Beziehungsströme zu symbolisieren. Relativ schnell kann somit geklärt werden: Wie sieht das soziale Umfeld unserer Patienten aus, welcher Handlungsbedarf besteht, hier therapeutisch zu intervenieren, und welche Hilfestellungen sind für den individuellen Patienten notwendig?

So wird aus einem mehr kindlichen Spiel ein diagnostisches, manchmal auch therapeutisches Tun, das sehr hilfreich sein kann.

Die Himmelsscheibe von Nebra: meine Beziehung zum Makrokosmos

Vor 3500 Jahren schuf ein Priester bei Nebra nahe Merseburg mit seiner »Himmelsscheibe« die älteste kosmologische Darstellung der Menschheit (Abb. 19). Seit dieser Zeit wissen wir, dass die Germanen kosmologisch gebildet waren und den Zusammenhang der Erde mit den Gestirnen als Realität erlebten.

Diese Himmelsscheibe (Literatur siehe Anhang) ist in einem grünlichen Grundton gehalten, auf den goldfarben der Horizontbogen, die Mondsichel, der Vollmond, die Sonnenbarke und verschiedene Sterne, astrologisch genau aber auch

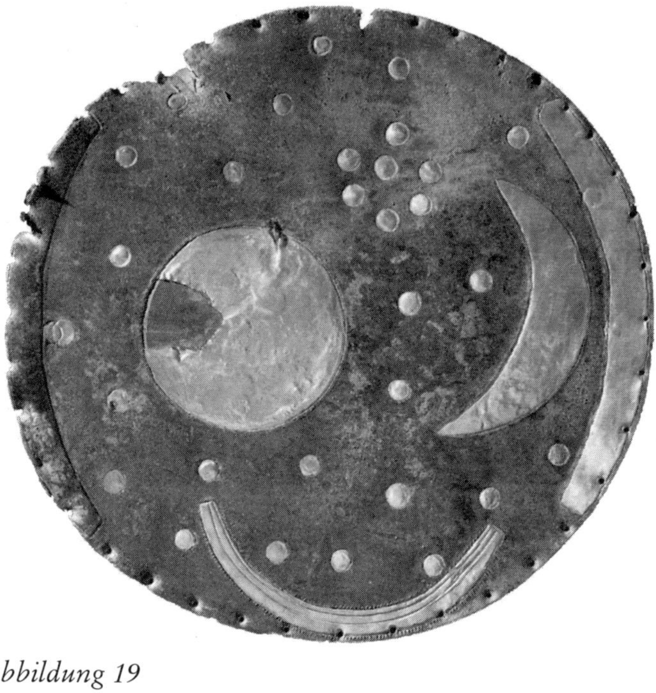

Abbildung 19

die Plejaden aufgebracht sind. Die 25 Sterne sind völlig chaotisch platziert, nur die Plejaden heben sich deutlich ab. Sie hatten in dieser Vorzeit eine große Bedeutung, da sie zum Herbstanfang am nächtlichen Firmament leuchteten und somit den Hinweis zum Einbringen der Ernte gaben. Die Himmelsscheibe lag im Mittelpunkt wahrscheinlich eines Tempels, der astrologisch genutzt wurde.

Wir empfehlen unseren Patienten, sich eine Farbabbildung dieser Himmelsscheibe zu besorgen und sie als Meditationsobjekt zu betrachten. Wenn man sich in diesen Anblick vertieft, geht eine eigenartige Faszination von der grünlichen Grundfarbe aus, auf der goldfarben die verschiedenen Symbole von Mond, Sonne und Gestirnen angebracht sind.

Die uralte kosmologische Sicht, dass Erde, Mond und Sterne zusammengehören und dass die Erde eine Beziehung zum Mond, zur Sonne und zu den Gestirnen hat, zeigt uns, dass wir nicht allein dastehen auf dieser Welt, sondern dass wir in ein Ganzes, in einen ganzheitlichen Makrokosmos eingebettet sind. Gerade wenn wir an einer Krebserkrankung leiden, kann uns deutlich werden, dass unser Schicksal mit höheren Mächten verwoben ist und dass wir diese höheren Mächte auch als richtungweisend und heilbringend empfinden können. Es sind nicht nur wir allein, die wir gegen dieses übermächtige Krankheitsschicksal ankämpfen müssen, wir sind in einer Ganzheit aufgehoben, in einem harmonischen Zusammenspiel aller Gestirne, und fühlen, dass es eine höhere Macht gibt, die unser Schicksal in Händen hält und die uns diese Krankheit als Prüfung gebracht hat, wobei wir zwar nicht wissen, welchen Sinn diese Prüfung haben kann, wohl aber mit der Zeit begreifen lernen, dass ein Sinn darin liegen muss. Und wir können empfinden, dass die höhere Macht uns auch helfen kann, diese Prüfung, die sie uns auferlegt hat, erfolgreich zu bestehen und mit dem Erkenntnisgewinn daraus unser Leben in Zukunft anders meistern zu lernen.

Das Goldene Licht: Meditationsübung bei Strahlentherapie

Bei dieser Übung sei auf den Anhang verwiesen. Dort ist der Text vollständig abgedruckt.

Inhaltlich wird davon ausgegangen, dass viele Patienten große Angst vor den Nebenwirkungen der Bestrahlung haben und befürchten, dass bleibende Schäden zurückbleiben. Manchmal ist die Angst vor der Bestrahlung größer als die Furcht vor einer möglichen Metastasierung.

Es geht hier natürlich zunächst einmal darum, den Patienten darüber aufzuklären, was bei der Strahlentherapie abläuft, warum sie notwendig ist und dass man die Strahlen nicht spüren kann. Wichtig ist auch der Hinweis darauf, dass bei den meisten Bestrahlungen nur in 4 bis 5 Prozent der Fälle ernsthafte Nebenwirkungen auftreten, positiv ausgedrückt: 95 Prozent der Patienten kommen ohne Schaden durch die Bestrahlungstherapie!

Man sollte immer darauf achten, derartige Zahlen positiv auszudrücken.

Eine Befragung vieler Patienten nach Prostataentfernung ergab, dass sie bei der ersten Bestrahlung ein unglaubliches Wärmegefühl im Bereich des Bestrahlungsfeldes gespürt hätten. Das ist jedoch physikalisch unmöglich. Theoretisch ist eine Temperaturerhöhung um 0,001 °C denkbar, was jedoch weit unter unserer Wahrnehmungsschwelle liegt! Es zeigt aber, wie gespannt und sensibilisiert die Patienten sind.

Das Verhalten des Personals, das mit der Strahlentherapie beschäftigt ist, hat einen großen Einfluss auf die Patienten. Eine aufklärende, fürsorgliche Anteilnahme tut den Kranken, die sich den großen Maschinen ausgeliefert fühlen, sehr gut.

Man muss sich schon einmal vorstellen, dass man auf einer Bestrahlungsliege liegt, entsprechend positioniert wird – mit allen Ängsten, ob auch immer wieder die richtige Position gefunden wird – und dann Warnlichter angehen, weil die Bestrahlung beginnt und dies für das Personal gefährlich ist, sie also den Raum verlassen müssen.

Der Patient liegt verlassen auf der Liege, wird in der Regel viermal 15 Sekunden in vier verschiedenen Feldern bestrahlt und muss diesen »Angriff« aushalten.

Hier ist es sehr hilfreich, eine Meditationsübung durchzuführen.

In einer uns nahe gelegenen Bestrahlungsklinik wurde die Decke zum Sternenhimmel umfunktioniert, indem sie dunkelblau gestrichen und der Sternenhimmel darauf projiziert wurde, wobei die Sterne durch kleine Quarzlämpchen gebildet werden. Der Patient, der auf dem Rücken liegt, sieht diesen Sternenhimmel, und allein diese Maßnahme hat eine unglaublich beruhigende Wirkung! Es sei dies zur Nachahmung empfohlen!

Die Bestrahlungsübung sollte schon gemacht werden, bevor die Bestrahlung beginnt. Meistens haben die Patienten eine Wartezeit von zwei bis drei Wochen bis zum Planungs-Computertomogramm und dann noch einmal eine Woche, bis die wirkliche Bestrahlung beginnt. Eine Vorbereitungszeit bleibt also, um dann mit Beginn der Behandlung die entsprechende Übung zu beherrschen.

Viele Patienten berichten, dass sie diese Übung als sehr wohltuend empfunden und während der gesamten Bestrahlung durchgeführt haben.

Diese Übung kann auch bei anderen Therapien, selbst bei der Chemotherapie, eingesetzt werden, da meditiert wird, dass das Goldene Licht, das sich im Körper ausbreitet, eine heilende Wirkung hat. Manche Patienten wenden sie auch zum Beispiel bei einer ISCADOR®-Infusion an.

Krebs vernichten, gesunde Zellen erhalten: Meditationsübung bei Chemotherapie

Für diese Übung ist es ebenfalls wichtig, dass der Patient sich ein Bild von der Krebszelle macht, auch im Zusammenhang mit Abwehrfunktionen.

Wir verweisen dabei auf die Visualisierungsübung: Tod der Krebszelle, die wir weiter oben beschrieben haben.

Der Patient soll sich vorstellen, wie Krebszellen als Metastasen oder Mikrometastasen in seinem Körper sind, wie sie nun von der Chemotherapie aufgespürt und dann zerstört werden. Man kann sich vorstellen, dass diese Zellen durchlöchert werden, dass sie schrumpfen, dass die Durchblutung stoppt, dass die Lebensenergie »abgedreht« wird; hier muss jeder seine Vorstellung vom Tod einer Krebszelle finden.

Gleichzeitig aber haben natürlich viele Patienten Angst vor den Nebenwirkungen der Chemotherapie. Wenn diese unter einer gleichzeitigen ISCADOR®-Therapie auch deutlich gemildert sind, wie aus vielen Studien hervorgeht (siehe Literaturverzeichnis), so gibt es doch immer wieder Menschen, die massiv unter Brechreiz leiden und die befürchten, dass die Chemotherapie sie nachhaltig schädigen könnte.

Diese Ängste sind ja nicht irreal. Wissen wir doch, dass zum Beispiel zehn Prozent junger Patientinnen mit einem Hodgkin-Lymphom und einer durchgeführten Chemotherapie nach fünfzehn Jahren ein Mammakarzinom erleiden, weil die für die Therapie des Morbus Hodgkin eingesetzten Chemotherapien als solche wieder kanzerogen gewesen sind.

Es ist deshalb wichtig, die hier beschriebene Übung mit einer Heilfunktion zu verbinden, das heißt zu meditieren, dass nur die bösartigen Zellen vernichtet, die gesunden aber geschützt werden.

Nun ist in vielen Untersuchungen nachgewiesen, dass die Mistel tatsächlich einen Schutz für die Erbsubstanz darstellt, das heißt dass viel weniger DNA-Veränderungen eintreten, als dies unter einer normalen Chemotherapie zu erwarten ist.

Die Misteltherapie schützt also die gesunden Zellen. Auch gibt es unter Misteltherapie deutlich weniger Fälle von Zweitkarzinomen, wie wir an verschiedenen Stellen bereits ausgeführt haben.

Man kann also den Patienten zum einen sagen, dass die Misteltherapie die Nebenwirkungen der Chemotherapie lindern wird und dass gleichzeitig die gesunden Zellen erhalten bleiben.

Das wollen wir durch eine entsprechende Meditationsübung unterstützen, die wir im Anhang vollständig abdrucken.

Der Glaube an ein Wunder: das Erlebnis des Königs Hiskia

Das Königsportal der Kathedrale von Chartres zeigt verschiedene alttestamentarische Darstellungen. Zu sehen ist zum Beispiel der König Hiskia, über den es in Jesaja 10,38 f. eine schöne Geschichte gibt, die sich als Meditationsübung eignet, indem man sich das, was damit verbunden ist, täglich vor die Seele stellt.

Der alttestamentarische König Hiskia war ein guter Mensch, der vielen Schwachen und Kranken geholfen hat und dem nicht nur sein persönliches Wohlergehen, sondern vor allem das seiner Untertanen am Herzen lag.

Hiskia erlitt eine schwere Erkrankung, für die es keine Heilung gab und die innerhalb kurzer Zeit zum Tode führen musste.

Er klagte nun zu Gott: »In der Mitte meiner Tage muss ich hinab zu den Pforten der Unterwelt, man raubt mir den Rest meiner Jahre. Bis zum Morgen schreie ich um Hilfe. Meine Augen blicken ermattet nach oben: Ich bin in Not, Herr. Steh mir bei!«

Der Herr ließ im Zeichen der Heilung die Sonne zurückwandern.

Im übertragenen Sinne bedeutet dies, dass der Herr die Not dieses guten Menschen erkannte, sodass er ein Wunder geschehen und die Sonne zurückwandern ließ, etwas, das natürlich im normalen kosmologischen Ablauf nicht vorgesehen und auch nicht möglich ist, was Gott der Herr aber bewirken kann, das heißt: Er dreht das Leben zurück, nimmt die Krankheit hinweg und gibt dem Patienten eine neue Chance.

Genau daran sollte man in einem verzweifelten Zustand denken, wenn zum Beispiel alle Therapien ausgereizt sind und keinerlei Hoffnung mehr besteht.

In dem Buch »Spontanheilungen« von Hirschberg (siehe Literaturverzeichnis) sind Patienten-Berichte über so genannte »unerklärliche Krebsheilungen« aufgezeichnet. Auffallend ist dabei, dass Menschen, bei denen diese Heilungen eingetreten sind, ein spirituelles Leben pflegten, Vertrauen und einen tiefen Glauben hatten und überzeugt waren, dass ihnen die erhoffte Hilfe auch zuteil werden könnte.

Nur vor sich hinzuhoffen, dass schon eine Heilung kommen könnte, das ist zu wenig. Es bedarf der Bitte an die göttliche Spiritualität und es bedarf eines festen Vertrauens. Nur so kann die Hilfe auch kommen.

Im Anhang haben wir die Geschichte des Königs Hiskia zum Kopieren für Patienten noch einmal vor Augen gestellt. Es wird empfohlen, sich die Statue des Königs als fotografische Abbildung aufzustellen und sie in das tägliche Leben miteinzubeziehen.

11. Sexualität und Onkologie

Zärtlichkeit neu definieren und erleben lernen

Nur wenige Patienten sprechen sexuelle Probleme direkt mit ihrem Arzt an. Man schätzt, dass dies nur ungefähr 10 Prozent sind, obwohl wir davon ausgehen müssen, dass 80 Prozent aller Patienten, die an einer onkologischen Erkrankung leiden, Schwierigkeiten im Bereich der Sexualität haben.

Zum einen liegt dies daran, dass wir alle nicht gelernt haben, über dieses Thema zu reden. Auch unter vielen Ehepartnern ist es nicht üblich, über Sexualität, über die eigenen Wünsche zu sprechen. Entweder funktioniert es von allein, oder aber es findet eben nicht statt.

Auch wir Ärzte haben nicht gelernt, mit unseren Patienten darüber zu reden, und wir sind unsicher, ob das, was wir als unsere eigene Sexualität betrachten, allgemein verbindlich ist, oder ob dies nur bei uns so ist. Es gab bislang nur wenige Lehrbücher, die über Sexualstörungen durch Krankheit und Therapie berichtet haben, sodass hier ein gewaltiges Weiterbildungsdefizit für Ärzte besteht.

Auf der anderen Seite fragt man sich natürlich in einer Kassenpraxis, was alles noch in die zur Verfügung stehende Zeit (9 Minuten Sprechzeit pro Quartal lässt uns die Politik zum Sprechen mit unseren Patienten noch übrig!) gepackt werden soll. Nachdem mit dem Patienten die Nachsorge durchgegangen ist, die Werte besprochen wurden, die weitere Therapie festgelegt worden ist, vielleicht noch über Ernährung oder eine künstlerische Therapie beraten wurde, soll jetzt auch noch die Sexualität angesprochen werden.

Ich kann trotzdem nur empfehlen, dies einmal zu versuchen. Es wird sich zeigen, dass viele Patienten froh sind, einmal über dieses Thema sprechen zu können, da sie mit ihren Nöten sonst allein gelassen werden.

Frauen klagen nach onkologischen Erkrankungen häufig über Dyspareunie, Erregungs- und Orgasmusstörungen, die Männer in der Mehrzahl über Erektionsstörungen und vorzeitige Ejakulation. Weiterhin tritt bei beiden Geschlechtspartnern meistens ein vermindertes sexuelles Verlangen auf.

Zum Wahrnehmen der Sexualstörungen gehört zunächst einmal eine Sexualanamnese, die die folgenden Punkte umfassen soll:

- Ein aktueller medizinischer Befund mit Analyse der körperlichen Einschränkungen und Beschwerden, der durchgeführten Therapien und der Vorerkrankungen muss erstellt werden.
- Durch die Frage: »Hat sich durch Ihre Erkrankung etwas in Ihrer Sexualität verändert?« beginnt das anamnestische Gespräch.
- Genaue Erörterung der aktuellen sexuellen Problematik.
- Wie lange dauert diese Störung? Veränderte sie sich im Laufe der Zeit, zum Positiven oder zum Negativen?
- Gibt es Schwankungen, ist es zum Beispiel nach Chemotherapie besser oder schlechter?
- Wie hat das Paar reagiert auf die sexuelle Störung?
- Wird überhaupt unter den Partnern darüber gesprochen?
- Hat sich die Partnerbeziehung durch die sexuelle Störung verändert?
- Welche Faktoren verstärken die Symptomatik?
- Welche Behandlungsversuche wurden unternommen?
- War die Sexualität vor der Erkrankung gut, befriedigend?
- Wie ist die aktuelle Lebenssituation?
- Wie ist die Beziehung, wo liegen ihre Stärken und Schwächen?

Wenn man diese Sexualanamnese mit dem Patienten gemeinsam durchgeht, wird man die zugrunde liegende Störung finden und mit ihm darüber reden können.

Zunächst einmal muss man ihm zugestehen, dass er einen großen Verlust erlitten hat. Störungen der Sexualität sind auch Störungen der Beziehung und der Nähe, die jedoch wichtig zu erleben ist, gerade wenn eine solche schwere Erkrankung vorliegt. So muss dem Patienten klargemacht werden, dass man ihn ernst nimmt und ihn versteht.

Viele Frauen leiden massiv unter dem Verlust einer Brust, die ihre Körperlichkeit stört und die sie jeden Tag daran erinnert, dass diese Krankheit besteht und potenziell immer wieder aufflackern kann. Diese Störung der Leiblichkeit ist natürlich unterschiedlich ausgeprägt, auch in den verschiedenen Lebensaltern. So ist der Verlust der Brust mit 80 Jahren sicher in den meisten Fällen einfacher zu verkraften, als wenn dies mit 25 erlebt werden muss.

Bei den Männern muss man wissen, dass in der Werbung und im normalen Gesellschaftsverhalten die Potenz eine wichtige Rolle spielt und viele Anspielungen immer wieder darauf zielen. Nun führen viele onkologischen Erkrankungen beim Mann dazu, dass eine Erektionsstörung eintritt und ein normaler Geschlechtsverkehr nicht mehr möglich ist – und dies oft in jungen Jahren. Dass dies eine reaktive Depression beim Patienten auslöst, auch das Gefühl, nicht mehr »vollständig Mann« sein zu können, ist verständlich.

Gut wäre es, vielleicht auch den Partner des Kranken in das Gespräch mit einzubeziehen, da natürlich dessen Verhalten hier natürlich ganz wichtig ist.

So gibt es zum Beispiel Paare, die die Narbe nach einer Brustentfernung in Zärtlichkeit und Liebkosen mit einbeziehen und die ganz natürlich mit dieser Erkrankung umgehen können. Bei anderen wiederum findet eine Entblößung des Oberkörpers nicht mehr statt, die verbleibende, noch gesunde Brust ist tabu und wird ebenfalls nicht mehr berührt. Die Hälfte der Sexualität ist damit gestrichen.

Auch bei Männern, die keine Erektion mehr haben, ist es doch häufig möglich, einen Orgasmus zu erzielen, einfach, indem das Glied gestreichelt wird. Die Orgasmusfähigkeit ist zum Beispiel nach einer Prostataoperation häufig noch erhalten, auch wenn der normale Geschlechtsverkehr nicht mehr möglich ist.

Bei Männern wird die Sexualität allerdings oft völlig eingestellt, wenn das normale Sexualverhalten nicht mehr gegeben ist. Da liegt leider ein Schwarz-Weiß-Denken vor: Nur ein »bisschen« Sexualität wird meistens einfach abgelehnt. Dabei wäre es doch schön, Zärtlichkeit, auch Lust, mit dem Partner zu spüren und damit die Nähe des anderen, die Nähe, die wir in einer solchen Erkrankung jetzt mehr brauchen als jemals vorher.

So müssen in einer Sexualtherapie folgende Elemente vermittelt werden:

- Trauerarbeit bezüglich des erlittenen Verlustes.
- Akzeptanz des veränderten Körperbildes, auch wenn es vielleicht nicht mehr in die so genannte »Werbungslandschaft« passt.
- Hilfreiche Informationen für den Patienten über die Therapie von Erektionsstörungen bis hin zur Anwendung von Gleitgel bei Frauen, falls es durch die onkologische Therapie zu Lubrikationsstörungen kommt.
- Die Versagensangst muss dem Patienten genommen werden. Sexualität neu definiert und ihr »Erfolg« neu bestimmt werden.
- Neue Formen der sexuellen Befriedigung müssen gefunden und von dem Paar gemeinsam erlebt werden.
- Sexualität soll erlebt werden nicht nur als Geschlechtsverkehr, sondern als persönliche Begegnung.

12. Der Eosinophilenfunktionstest (EFT®) nach Wagner

Immunologischer Kontrollparameter

Seit mehreren Jahren führen wir den oben genannten Test in unserem Praxislabor Onkobrain® durch und haben verschiedentlich darüber berichtet (siehe Literaturverzeichnis), zuletzt in dem Buch »Prostatakrebs und ISCADOR®«.

Die eosinophilen Granulozyten sind archaische Abwehrzellen, die ursprünglich die Immunantwort im Organismus reguliert haben. Man muss sich vorstellen, dass dieses archaische Abwehrsystem wie das Stammhirn des Gehirns funktioniert. Das Großhirn, das entwicklungsgeschichtlich viel jünger ist, hat dann spezielle Funktionen übernommen und nimmt jetzt differenzierte Vorgänge wahr und verarbeitet verschiedene Prozesse.

Auch das archaische Abwehrsystem der eosinophilen Granulozyten wurde von den Lymphozyten und deren Spezialisierung in den verschiedenen Formen der Abwehrzellen, der Natural-Killer-Zellen etc., »überwuchert«.

Es mehren sich jedoch die Anzeichen und die Berichte, dass die regulatorische Funktion der eosinophilen Granulozyten weiter erhalten ist und dass sie für den Verlauf einer Krebskrankheit wesentlich sein können.

Auch in der Literatur finden sich zunehmend Analysen über Funktion der eosinophilen Granulozyten, und es ist heute nachgewiesen, dass die Eosinophilie im Krebsgewebe, wie sie vom Pathologen festgestellt werden kann, ein wichtiger Faktor für die Prognose des Patienten ist. Je höher die Infiltration des Tumorgewebes mit eosinophilen Granulozyten ist, desto besser ist die Prognose.

Auf der anderen Seite zeigt eine gleichzeitige Bluteosinophilie an, dass die Abwehrzellen in der richtigen Weise in ihrer Funktion reguliert werden. Die beste Prognose hat der Patient mit einer Bluteosinophilie und einer Gewebseosinophilie in seinem Tumor.

Bei der Bluteosinophilie ist darauf zu achten – wir haben das verschiedentlich dargestellt –, dass unter einer ISCADOR®-Therapie die eosinophilen Granulozyten massiv ansteigen. Dies muss dem Patienten mitgeteilt werden. Viele Ärzte wissen nämlich nicht, dass dies eine Folge der Misteltherapie ist, und suchen dann nach einer Allergie oder nach einem Parasitenbefall.

Abbildung 20 zeigt zum Beispiel das Ansteigen der eosinophilen Granulozyten in absoluten Zahlen von 168 nach der Operation beim Prostatakarzinom und nach sechs Monaten ISCADOR®-Therapie, und wir sehen, dass auch nach Chemotherapie und Bestrahlung dieser Wert erhalten bleibt, wenn gleichzeitig eine ISCADOR®-Therapie durchgeführt wird.

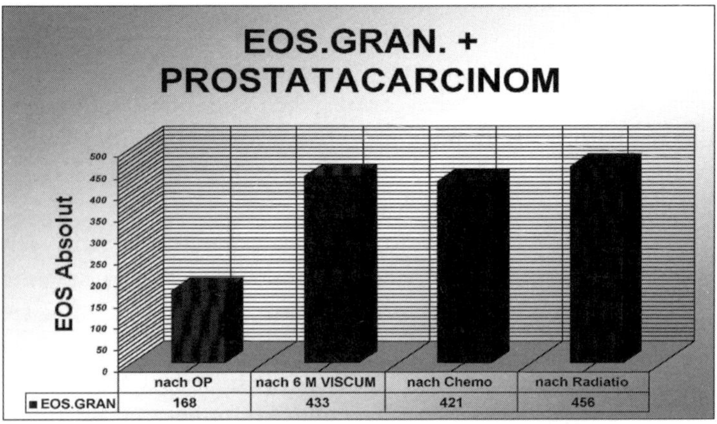

Abbildung 20

Ohne Misteltherapie verharren die eosinophilen Granulozyten in einem Ruhezustand und in einer sehr stark reduzierten Anzahl.

Abbildung 21 zeigt ein Beispiel für den Eosinophilenfunktionstest eines Patienten, bei dem zu Beginn der Therapie die Funktion der eosinophilen Granulozyten bezüglich der Fähigkeit, ihre Granula aus sich herauszuschleusen, deutlich reduziert war.

Wir beurteilen den Eosinophilenfunktionstest wie Schulnoten von 1 = sehr gut bis 6 = sehr schlecht und sehen, dass bei diesem Patienten mit einer Funktion von 6 = sehr schlecht begonnen wurde und bereits nach drei Monaten eine befriedigende Situation erreicht war, die sich mit leichten Schwankungen nun über die nächsten Monate fortsetzte.

Ein solcher Verlauf zeigt uns, dass die Immunfunktion des Patienten sehr gut ist, sie stellt einen sehr guten prognostischen Faktor dar.

Wichtig zu wissen ist, dass die eosinophilen Granulozyten eben nicht nur eine Funktion bei allergischen Erkrankungen haben, sondern dass sie durch ihre verschiedenen Inhaltsstoffe

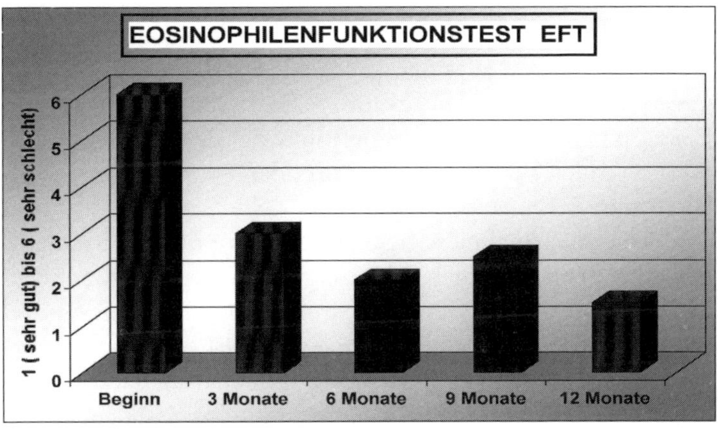

Abbildung 21

tatsächlich auch zytotoxisch wirken, weitere Abwehrzellen anlocken und so in die Tumorabwehr eingreifen können. Sie wirken jedoch nicht nur zytotoxisch, sondern auch immunregulatorisch. Dies hängt mit den Inhaltsstoffen der eosinophilen Granulozyten zusammen.

Wir benutzen daher die Anzahl der eosinophilen Zellen, um zu sehen, ob der Patient wirklich auf das von uns eingesetzte Mistelpräparat reagiert, und bestimmen fortlaufend die Eosinophilenzahl in der normalen Nachsorge gleichzeitig mit den Lymphozyten und den Leukozyten. Wir haben dies ausführlich dargestellt.

Voranzeige einer immunologischen Blockierung aufgrund seelischer Belastung

Bezeichnend ist nun, dass dieser Eosinophilenfunktionstest, der also zeigt, ob tatsächlich die eosinophilen Zellen nicht nur vorhanden sind, sondern ob sie auch die Fähigkeit haben, ihre Granula auszuschütten und so ihre Wirksamkeit herbeizuführen, auch deutlich macht, ob eine Immunblockade – beispielsweise durch ein seelisches Ereignis – eintritt.

Aufgefallen war dies bei verschiedenen Patienten, die normalerweise während der Nachsorge über sehr gute Werte ihrer Eosinophilenfunktion verfügten und bei denen dieser EFT-Wert plötzlich auf 6 = sehr schlecht oder 5 = mangelhaft abgefallen war.

Eine genaue Anamnese ergab, dass es zum Beispiel Probleme mit dem Ehepartner gab, Mobbing am Arbeitsplatz, Schwierigkeiten mit den Kindern, bei zwei Patienten war es der Tod des Ehepartners oder andere Schicksalsschläge, die nicht verarbeitet werden konnten. So ist dieser Test auch ein Parameter ist für die so genannte Psychoneuroimmunologie, indem er anzeigt, dass seelische Funktionen bis auf die Immunologie durchschlagen können. Darüber hinaus weist ein Nachlassen der Eosinophilenfunktion auch auf ein drohendes Rezidiv hin, aber auch auf ein Nachlassen der Mistelwirkung, sodass eventuell ein anderes Mistelpräparat eingesetzt werden muss.

Wir halten also Folgendes fest:

- Die Bestimmung der Zahl der eosinophilen Zellen gehört für uns zum Monitoring der ISCADOR®-Therapie und wird vor Beginn der Therapie, nach sechs Wochen und dann alle drei Monate durchgeführt.
- Der Eosinophilenfunktionstest zeigt an, ob die eosinophilen Zellen, die beim Patienten vorhanden sind, ihre Funktion erfüllen, oder ob sie einer immunologischen oder psychoneuroimmunologischen Blockade unterliegen.
- Das Absinken der Funktion der eosinophilen Zellen zeigt sich im Eosinophilenfunktionstest beim Verlassen des Bereiches von 1 bis 2,5 (sehr gut bis gut) und bei Werten zwischen 3 und 6 (befriedigend bis sehr schlecht).

Sollten diese Werte den ungünstigen Bereich erreichen, muss überprüft werden, ob hier eine Immunblockade eingetreten ist durch:

- Nachlassen der Mistelwirkung und damit erforderliches Umsetzen auf ein anderes Mistelpräparat;
- drohendes Rezidiv. Dieser Wert ist bei vielen Patienten empfindlicher als die so genannten Tumormarker, er ist auch sensibel bei Patienten, bei deren Erkrankung es überhaupt keine Tumormarker gibt.

Beim Auftreten einer psychoneuroimmunologischen Störung sinkt der Wert ebenfalls ab. Hier gilt es, den Patienten auf die Problematik aufmerksam zu machen und die Störung aktiv durch medizinische oder psychologische Hilfestellung anzugehen. Während der Zeit der Störung ist die Immunstimulation mit Mistelpräparaten deutlich zu verstärken, zum Beispiel durch Wechsel auf eine höhere Serie oder durch eine Veränderung des Injektionsrhythmus.

So ist dieser Eosinophilenfunktionstest in den letzten Jahren für uns zu einer unverzichtbaren onkologischen Nachsorgemaßnahme geworden; er ist uns viel wichtiger als die Anzahl der vorhandenen Immunzellen, da wir viele Patienten erlebt haben, die über sehr hohe, auch den Normbereich weit überschreitende Anzahl von Immunzellen verfügten, deren Funktion jedoch sehr schlecht oder mangelhaft war, sodass der Kranke überhaupt nicht davon profitieren konnte.

Im Anhang findet sich die Adresse des Labors Onkobrain®, wo dieser Test durchgeführt werden kann.

13. Glossar

Antigen:	artfremder Eiweißstoff (z.B. Bakterien), der im Körper die Bildung von Antikörpern bewirkt, die den Eiweißstoff selbst unschädlich machen
Antikörper:	im Blutserum als Reaktion auf das Eindringen von Antigenen gebildeter Abwehrstoff
Apoptose:	histologisch das ständige Sich-Abstoßen von Zellen aus dem Gewebe mit deren nachfolgendem Abbau
Bronchospasmus:	Krampf der Bronchialmuskeln bei Asthma bronchiale und Bronchotetanie
Desiderata:	Gewünschtes, Verlangtes
DNA, DNS:	Desoxoribonukleinsäure. DNA bildet bei den meisten Lebewesen das genetische Material (Träger der Erbanlagen)
Dyspareunie:	das »Unbeteiligtsein« der Frau beim Koitus; Störung des sexuellen Verhaltens der Frau, insbesondere das Ausbleiben des Orgasmus
Elektrophorese:	Transport geladener Partikel durch elektrischen Strom
Enzyme:	in der lebenden Zelle gebildete organische Verbindung, die den Stoffwechsel des Organismus steuert
Eosinophile Granulozyten:	mit Eosin (rotem Farbstoff) gefärbte weiße Blutkörperchen

Epidemiologie:	Wissenschaftszeig, der sich mit der Verteilung von übertragbaren und nicht übertragbaren Krankheiten und deren physikalischen, chemischen, psychischen und sozialen Determinanten und Folgen in der Bevölkerung befasst
Erythema exudativum multiforme:	Hautkrankheit mit roten, zentral meist violettfarbenen Flecken
Exanthem:	Ausschlag
Flavonoide:	gelbe Pflanzenpigmente in Extrakten
florid:	blühend, stark entwickelt, z.B, florides Stadium einer Krankheit
Granula:	(mikroskop.) Körnchen in Zellen, z.B. in →Leukozyten (→Granulozyten)
Granulom:	geschwulstähnliche, knötchenförmige Neubildung aus Granulationsgewebe als Gewebereaktion auf allergische, infektiöse oder chronisch-entzündliche Prozesse, die einen für bestimmte Erkrankungen relativ charakteristisch-histologischen Aufbau haben kann
Granulozyten:	eine Art der weißen Blutkörperchen
Hyperthyreose:	Überfunktion der Schilddrüse
immunogen:	s. →Antigen. Substanz, die die Bildung von →Antikörpern induziert
interkraniell:	im oder in den Schädel bzw. die Schädelhöhle
Interleukine:	Signalsubstanzen der Immunabwehr
Iso-:	Wortteil mit der Bedeutung gleich, ähnlich

IST-Programm:	Integratives Selbstregulations-Training
karzinogen, (syn. kanzerogen):	Karzinom erzeugend
Kohlehydrate:	aus Kohlenstoff, Sauerstoff und Wasserstoff zusammengesetzte organische Verbindung (z.B. Stärke, Zellulose, Zucker)
Kolonkarzinom:	Dickdarmkrebs
Lektine:	aus Pflanzen isolierte Proteine, die speziell mit bestimmten Kohlenhydratenstrukturen reagieren und dadurch verschiedene Zellen (z.B. Tumorzellen) ausfällen, ausflocken
Leukozyten:	weiße Blutkörperchen. Einteilung in →Granulozyten (60-70%), →Lymphozyten (20-30%) und →Monozyten (2-6%) der Blutleukozyten
Lubrikation:	Absonderung (Transsudation) einer Gleitsubstanz durch die Scheidenwand während der Erregungsphase des Geschlechtsverkehrs
Lymphogranulomatose:	M. Hodgkin, bösartige Erkrankung
Lymphokine:	Stoffe, die von T-Lymphozyten nach Kontakt mit ihrem Antigen freigesetzt werden und die zellvermittelten Immunreaktionen wesentlich beeinflussen
Lymphome:	Lymphknotenschwellung
Lymphozyten:	von Stammzellen im Knochenmark stammende, in Knochenmark, Lymphknoten, Thymus und Milz gebildete und hauptsächlich über die Blutbahnen in das Blut gelangende weiße Blutkörperchen

maligne:	bösartig
Melanom:	an der Haut, seltener an der Schleimhaut vorkommender Tumor
Monosen, Monosaccharide:	einfache, hydrolytisch nicht weiter aufspaltbare Zucker, s. auch Kohlehydrate
Monitoring:	System zur Überprüfung mit sich wiederholenden Beobachtungen und Auswertungen
Monozyt:	größte weiße Blutzelle
Morbus Hodgkin:	bösartig verlaufende Krankheit der lymphatischen Gewebe
Natural-Killer-Zellen:	Zellen, die spontan unterschiedliche Zielzellen (u.a. Virus-infizierte und maligne transformierte Körperzellen) zerstören
neuroendokrin:	durch nervale Störungen und Störungen der inneren Sekretion bedingt
Non-Hodgkin-Lymphome:	die bösartigen →Lymphome
Oligosaccharide:	Sammelname für Saccharide, die aus →Monosen entstehen
Pankreatitis:	Entzündung der Bauchspeicheldrüse
Promotor:	Bezeichnung für eine →DNA-Frequenz, die als Erkennungs- bzw. Bindungsregion für die →Transkriptase dient
Progression:	Fortschreiten

Pruritus:	Hautjucken
Quincke-Ödem:	plötzlich auf der Haut auftretende und auch rasch wieder verschwindende Schwellung. Auf Fingerdruck entsteht im Bereich der Schwellung eine Delle
rektal:	zum Mastdarm gehörend
reverse Transkriptase:	leitet eventuell eine maligne Entwicklung ein
Saccharide:	s. Kohlehydrate
subkutan:	unter die Haut
Toxine:	meist immunogen wirkende, wasserlösliche Giftstoffe von Mikroorganismen, Pflanzen oder Tieren mit nach unterschiedlicher Inkubationszeit auftretender spezifischer Wirkung
Transkriptase:	Starter der →Enzymreaktion durch Anlagerung an die Promotor-Region der →DNS
Transsudation:	nicht entzündliche Absonderung und Ansammlung von Flüssigkeit in Gewebslücken oder Körperhöhlen
Thrombophlebitis:	Bezeichnung für jede Entzündung der Venenwand, die mit einer Thrombose in diesem Bereich einhergeht
undulierend:	wellenartig verlaufend
Urticaria:	Nesselsucht, Quaddelsucht
Viskosität:	Zähigkeit, innere Reibung einer Flüssigkeit
Zytokine:	→Lymphokine, →Interleukine

Zytostatika:	Substanzen, die das Wachstum bösartiger Geschwülste hemmen, aber auch gesunde Zellen in gewissem Ausmaß schädigen können. Ziel ist dabei, die Zellteilung zu verhindern
zytotoxisch:	zellschädigend

14. Literaturverzeichnis

Anderson, G.: *Diagnose Krebs*: 50 Erste Hilfen, Rowohlt, Reinbek bei Hamburg, 1997.

Aulbert, E. et al.: *Die Lebensqualität des chronisch Krebskranken*, Thieme, Stuttgart, 1990.

Bahnson, B.: *»Das Krebsproblem in psychosomatischer Dimension«*, in: Uexküll (Hrsg.): *Lehrbuch der psychosomatischen Medizin*, Urban und Schwarzenberg, München, 1979.

Bahr, H.E.: *Der Mann im Umbruch*, Walter, Freiburg, 1989.

Bastian, T.: *Lebenskünstler leben länger*, Kindler, Hamburg, 2000.

Becker, H.: *Psychoonkologie*, Springer, Berlin, 1986.

Bognar, D.: *Cancer. Increasing your odds for survival*, Hunter House Publishers, Berkely, 1998.

Bräutigam, W., und Meerwein, F.: *Das therapeutische Gespräch mit Krebskranken*, Hans Huber, Bern, 1985.

Bültzingsloewen, F. von: *»Kasuistik und dichterische subjektive Epikrise. Ein Beitrag zum Thema Lebensqualität nach multimodaler Tumortherapie«*, in: Der Onkologe, Springer, Heidelberg, 1998, 5, S. 449.

Büssing, A.: *Pharmologische Wirkungen von Mistelextrakten,* in: Volker Fintelmann (Hrsg.), Onkologie auf anthroposophischer Grundlage, Loseblattwerk mit Register im leinengebundenen Ordner, Mayer, Stuttgart, 2002 ff.

Epstein, G.: *Gesund durch die Kraft der Vorstellung*, Kösel, München, 1989.

Erhart, W. et al.: *Wann ist ein Mann ein Mann? Zur Geschichte der Männlichkeit*, Metzler, Stuttgart, 1997.

Ernst, H.: *»Krebs, Psyche und Immun-System. ›He, ich habe beschlossen, um mein Leben zu kämpfen!‹«*, in: *Psychologie Heute* 6/92, S. 34 ff.

Fintelmann, V. (Hrsg.): *Onkologie auf anthroposophischer Grundlage*, Mayer, Stuttgart, 2002.

– *Intuitive Medizin*, Hippokrates, Stuttgart, 2000.

– *»Befund und Befindlichkeit«*, in: *Phytotherapie* 11/1990), S. 10–13.

– *Quo vadis? Medizin am Scheideweg*, Mayer, Stuttgart, 2000.

Gabbard, A.: *No mountain to high. A triumph over breast cancer*, Seal Press, Seattle, 1998.

Gallmeier, W.M.: *»Psycho-Onkologie«*, in: *MMW*, Jg. 126 (1984), H. 9, S. 211 ff.

Gordon, Th.: *Patientenkonferenz*, Hoffmann und Campe, Hamburg, 1997.

Goyert, A. et al.: *Der krebskranke Mensch*, Verlag Freies Geistesleben, Stuttgart, 1989.

Grabbar, E.: *»Chronisches Erschöpfungssyndrom. Wenn das Leben nur noch eine Last ist«*, in: *Deutsches Ärzteblatt*, Köln, Jg. 99, Heft 21, S. 1413 ff.

Grossarth-Maticek, R.: *Autonomie-Training*, de Gruyter, Berlin, 2000.

– *Kognitive Verhaltenstherapie*, Springer, Berlin, 1979.

– *»Krebs und Psyche«*, in: Deutsche Zeitschrift für Onkologie 24 (6), S. 155–162, 1992.

– *Systemische Epidemiologie und präventive Verhaltensmedizin chronischer Erkrankungen*, de Gruyter, Berlin, 1999.

– *»Das Autonomietraining«*, in: *Der Kassenarzt* 27 (3), S. 29–44, 1985.

Grossarth-Maticek, R. et al.: *»Use of ISCADOR®«*, in *»Cancer Treatment: Prospective Nonrandomized and Randomized Matched-Pairs Studies Nested within a Cohort Study«* in: *Alternative Therapies*, May/June 2001, Vol. 7, No. 3, p. 57–78.

– *»Verlängerung der Überlebenszeit von Krebspatienten unter Misteltherapie (ISCADOR®)«*, in: *Schweiz. Zeitschrift für Ganzheitsmedizin*, 2001, 13 (4), S. 217–225.

Hager, E.: *Komplementäre Onkologie*, Forum, Gräfelfing, 1996.

Halfen, R.: *»Chartres: Spirituelle Horizonte der Kathedralkunst«*, in: *die Drei*, Stuttgart, 2002.

Hankemeier, U. et al.: *Tumorschmerztherapie*, Springer, Heidelberg, 2001.

Hartmann, M.: *Praktische Psycho-Onkologie*, Pfeiffer, München, 1990.

Heissel, A.: *Grundlagen der Messung von Lebensqualität*, Novartis, Nürnberg, 1998.

Helmkamp. M., und Paul, H.: *Psychosomatische Krebsforschung*, Hans Huber, Bern, 1984.

Hirschberg, C.: *Spontanheilungen*, Bechtermünz Verlag, Stuttgart, 1990.

Jäger, R. et al.: *Krankheitsverarbeitung bei Tumorpatienten*, Enke, Stuttgart, 1989.

Kaschka, W. et al.: *Psychoimmunologie*, Thieme, Stuttgart, 1990.

Keller, M.: *»Effekte psychosozialer Interventionen auf Lebensqualität und Krankheitsverlauf von Krebspatienten«*, in: *Der Onkologe* 7 (2), Februar 2001, S. 133 ff.

Kirby, R. et al.: *Männerheilkunde*, Hans Huber, Bern, 2002.
Korda, M.: *Von Mann zu Mann. Ich hatte Prostatakrebs*, Limes, München, 1997.
Lehr, G. von der: *Integratives Selbstregulations-Training IST bei Krebs. Ein Trainingsleitfaden für Patienten*, Weleda, Schwäbisch Gmünd, 2000.
Lenker, C.: *Krebs kann auch eine Chance sein*, Fischer, Frankfurt, 1990.
LeShan, L: *Vom Sinn des Meditierens*, Herder, Freiburg, 1974.
– *Cancer as a turning point*, Plume Book, New York, 1994.
– *Psychotherapie gegen den Krebs*, Klett-Cotta, Stuttgart, 1982.
Lewis, C.E. et al.: *The psychoimmunology of cancer*, Oxford Medical Publications, Oxford, 1994.
Lown, B.: *Die verlorene Kunst des Heilens*, Schattauer, Stuttgart, 2002.
Luban-Plozza, B. et al.: *Der Arzt als Arznei*, Deutscher Ärzte-Verlag, Köln, 2002.
Nuland, S.: *Wie wir sterben. Ein Ende in Würde?*, Knaur Taschenbuch, München, 1994.
Oberholzer, M.: *Pathologie verstehen*, Thieme, Stuttgart, 2001.
Samonigg, H.: *»Psychoonkologie aus der Sicht des Arztes«*, in: *Der Onkologe* 7 (2), Februar 2001, S. 143 ff.
Sanders, E.-M.: *Leben! Ich hatte Krebs und wurde gesund*, Nymphenburger, München, 1997.
Sawyer, M.: *»Stumme Schreie«*, in: *Kultur-Spiegel* 2/2002, S. 7 ff.
Schedlowski, M.: *Stress, Hormone und zelluläre Immunfunktionen*, Spektrum, Heidelberg, 1993.
Schedlowski, M. et al.: *Psychoneuroimmunologie*, Spektrum, Heidelberg, 1996.
Schürholz, J. et al.: *Krebsangst verwandeln, Gesundheitspflege initiativ*, Esslingen 1998.
Schuhmacher, K.: *Therapie maligner Tumoren*, Schattauer, Stuttgart, 2000.
Schulz, M.: *»Sternenjagd am Kyffhäuser. Die Himmelsscheibe von Nebra«*, in: *Der Spiegel* 40/2002, S. 176 f.
Schwarz, R.: *»Psyche und Krebsentstehung«*, in: *Der Onkologe* 7 (2), Februar 2001, Springer, Berlin/Heidelberg, S. 124 ff.
– *Die Krebspersönlichkeit*, Schattauer, Stuttgart, 1994.
Selg, P.: *Krankheit und Christus-Erkenntnis. Anthroposophische Medizin als christliche Heilkunst*, Verlag am Goetheanum, Dornach, 2001.

Simonton, O.C.: *Mut*, Heyne, München, 1989.

Simonton, O.C. et al.: *Wieder gesund werden*, Rowohlt, Reinbek, 1982.

Spiegel, D. et a..: *»Group support for patients with metastatic cancer«*, in: *Archiv Gen Psychiatry*, Vol. 38, 1981, S. 527 ff.

Steinkellner, W. et al.: *Krebstherapie in der Praxis*, Hippokrates, Stuttgart, 1998.

Stierlin, H. et al.: *Krebsrisiken – Überlebenschancen. Wie Körper, Seele und soziale Umwelt zusammenwirken*, Carl Auer, Heidelberg, 1998.

Treichler, M.: *»Psychosomatische Ansätze in der Onkologie«*, in: Fintelmann, V. (Hrsg.): *Onkologie auf anthroposophischer Grundlage*, Mayer, Stuttgart, 2002.

– *Das Therapieangebot in der anthroposophischen Medizin*, Mayer, Stuttgart, 1998.

Verres, R.: *Die Kunst zu leben*. Krebsrisiko und Psyche, Piper, München, 1997.

Wagner, R.: *Krebs – 160 Fragen und Antworten zur Therapie mit ISCADOR®*, Urachhaus, Stuttgart, 1999.

– *ISCADOR® M/Qu spezial. Erfahrungen und Ergebnisse*, Urachhaus, Stuttgart, 2001.

– *Brustkrebs und ISCADOR®*. Urachhaus, Stuttgart, 1999.

– *Rationale Misteltherapie*. Der Misteldifferenzierungstest nach Wagner. Urachhaus, Stuttgart, 2001.

– *Prostatakrebs und ISCADOR®*, Mayer, Stuttgart, 2002.

– *Rationales Praxismanagement*, Mayer, Stuttgart, 2002.

Wander, M.: *Leben wär ne prima Alternative*, Luchterhand, Darmstadt, 1981.

Wenz, F. et al.: *»Psychoonkologische Belastungen und Interventionsmöglichkeiten in der Radioonkologie«*, in: *Der Onkologe 7* (2), Februar 2001, S. 178 ff.

Witte, M.: *Ergänzendes zur Farblicht-Therapie*, Verein für Krebsforschung, Arlesheim, 1982.

Zänker, K.S.: *Kommunikationsnetzwerke im Körper*, Spektrum, Heidelberg, 1991.

Zettl, S. et al.: *Sexualstörungen durch Krankheit und Therapie*, Springer, Heidelberg, 1997.

15. Danksagung

Herzlich bedanken möchte ich mich bei Herrn Johannes M. Mayer vom Verlag Mayer in Stuttgart, auf dessen Anregung überhaupt die ganze Reihe beruht und der mich immer wieder von neuem ermutigt hat, unsere langjährigen Erfahrungen und Ergebnisse der Praxis darzustellen.

Mein besonders herzlicher Dank gilt meiner Lektorin Frau Roswitha von dem Borne, die jetzt dieses zehnte Buch von neuem lektoriert hat und der ich herzlich für ihre sorgfältige Bearbeitung, ihre Korrekturen, das Erstellen des Glossars und ihre vielfältigen Anregungen danke.

Herzlicher Dank sei auch gesagt Frau Elisabeth Koester, die wie immer sorgfältig das Manuskript erstellt hat und es langjährig erträgt, meine »Diktatstimme« in Buchform zu übertragen!

16. Verzeichnis anthroposophischer Kliniken, Sanatorien und Beratungsstellen

a) Anthroposophische Kliniken:

Bundesrepublik Deutschland:

Friedrich-Husemann-Klinik
D-79256 Buchenbach bei Freiburg (Brsg.)
Klinik für Psychiatrie, Psychosomatik und Neurologie
Tel. 0 76 61 / 39 20
Fax: 0 76 61 / 392-107

Filderklinik
Gemeinnütziges Gemeinschaftskrankenhaus
Im Haberschlai 7
D-70794 Filderstadt
Tel. 07 11 / 77 03-1
Fax: 07 11 / 77 03-303
Abteilungen: Innere Medizin / Gynäkologie und Geburtshilfe / Kinderheilkunde / Chirurgie / Anästhesie und Röntgen / Psychosomatische Medizin und künstlerische Therapie (bereichsübergreifende Betreuung aller dafür in Frage kommenden Patienten des Hauses)

Gemeinnütziges Gemeinschaftskrankenhaus Herdecke
Beckweg 4
D-58313 Herdecke / Ruhr
Tel. 0 23 30 / 6 21
Fax: 0 23 30 / 62-39 95
Abteilungen: Innere Medizin / Gynäkologie und Geburtshilfe / Kinderheilkunde / Chirurgie (Allgemein-, Unfall-, Neuro-, Rheuma-Chirurgie) / Neurologie / Psychiatrie / Kinderpsychiatrie / Röntgen, Anästhesie und Elektrophysiologie

Gemeinschaftskrankenhaus Havelhöhe
Klinik für anthroposophisch erweiterte Heilkunst
Kladower Damm 221
D-14089 Berlin
Tel. 0 30 / 3 65 01-0
Abteilungen: Allgemeine Innere Medizin / Gastroenterologie / Cardiopulmologie / Chirurgie / Anästhesie / Neurologie / (in Planung: HNO, Gynäkologie, Geburtshilfe)

Klinik Öschelbronn
Am Eichhof
D-75223 Niefern-Öschelbronn
Tel. 0 72 33 / 6 80
Fax: 0 72 33 / 68-110
Krankenhaus für innere Medizin mit Schwerpunkt Krebstherapie

Paracelsus-Krankenhaus
Burghaldenweg 60
D-75378 Bad Liebenzell-Unterlengenhardt
Tel. 0 70 52 / 9 25-0
Fax: 0 70 52 / 9 25-215
Klinik für innere Medizin und Allgemeinmedizin

Asklepios Westklinikum Hamburg
Abtlg. IM-A
Innere und Anthroposophische Medizin
Dr. med. Jörn Klasen
Suurheid 20
D-22559 Hamburg
Tel. 0 40 / 81 91-23 00
Fax: 0 40 / 81 91-23 03

Klinik Lahnhöhe
Überregionales Zentrum für Ganzheitsmedizin
Am Kurpark 1
D-56112 Lahnstein
Tel. 0 26 21 / 91 50
Fax 0 26 21 / 915-335

Kreiskrankenhaus Heidenheim
Homöopathische Abteilung für innere und Allgemeinmedizin
Leitung: Dr. med. Maria Kusserow
Schlosshausstr. 100
D-89522 Heidenheim
Tel. 0 73 21 / 3-25 02

Schweiz:

Ita Wegman-Klinik
Pfeffinger Weg 1
CH-4144 Arlesheim
Tel. 00 41 / 61 / 705 71 11

Lukas-Klinik
Brachmattstr. 19
CH-4144 Arlesheim
Tel. 00 41 / 61 / 701 33 33
Fax: 00 41 / 61 / 701 82 17

Paracelsus-Spital Richterswil
Bergstr. 16
CH-8805 Richterswil
Chirurgie / Innere Medizin / Gynäkologie und Geburtshilfe
Tel. 00 41 / 01 / 787 21 21
Fax: 00 41 / 01 / 787 23 51

England:

Park Attwood Clinic
Trimpley, Bewdley
Worcs. DY12 1 RE
England
Tel. 00 44 / 299 861-444
Fax: 00 44 / 299 861-375

Holland:

Bernard Lievegoed Klinik
Prof. Bronkhorstlaan 10
NL-3723 MB Bilthoven
Tel. 00 31 / 30 / 25 55 55
Fax: 00 31 / 30 / 28 30 96
Anthroposophisch Psychiatrische Klinik

Schweden:

Vidarkliniken
ett. antroposofiskt sjukhus
S-15300 Järna RE
Tel. 00 46 / 7 55 / 5 05 10

Brasilien:

Vivenda Sant'Anna
Clinica Medica Antroposofica
Rua Hermann Toledo 407
Bairro Sant'Anna – Cidade Universitária
Juiz de Fora – Minas Gerais
Tel. 00 55 / 211 / 20 32

b) Anthroposophisch orientierte Sanatorien:

Sanatorium Sonneneck
Kanderner Str. 18
D-79410 Badenweiler
Tel. 0 76 32 / 75 20
Ärztl. Leitung: Dr. med. Christian Dickreiter

Heilanzeigen:
- Erkrankungen und Unfallfolgen an Wirbelsäule, Gelenken, Muskeln und Nerven
- Herz- und Kreislauferkrankungen, Zustand nach Schlaganfall
- Psychovegetative Regulationsstörungen
- Erschöpfungszustände nach Operationen und schweren Krankheiten
- Stoffwechselstörungen
- Erkrankungen der Verdauungsorgane (Magen, Darm, Leber, Galle, Pankreas)
- Tumorerkrankungen

ausgenommen sind ansteckende und psychiatrische Erkrankungen

beihilfefähig
vegetarische Ernährung
auch Mutter/Kind-Kuren

Reha-Klinik Schloss Hamborn
Schloss Hamborn 85
D-33178 Borchen über Paderborn
Tel. 0 52 51 / 3 88 60
Ärztl. Leitung: Dr. med. Nora Flemming, Dr. Medic / R. Constantin Paxino und Coelestine Sichelschmidt-v. Kuyck

Heilanzeigen:
- Der Indikationsbereich umfasst alle Formen der inneren Erkrankungen im Zustand der Kurfähigkeit

ausgenommen sind ansteckende und psychiatrische Erkrankungen

erstattungsfähig / BfA

Kurhaus am Stalten
Sanatorium für Allgemeinmedizin
D-79585 Steinen
Tel. 0 76 29 / 4 71
Ärztl. Leitung: Dr. med. H. Wutte

Schweiz:

Casa di Cura Andrea Cristoforo
Kur- und Erholungsheim
Via Collinetta 25
Tessin
CH-6612 Ascona-Collina

c) Anthroposophische Beratungsstellen:

Gesellschaft Anthroposophischer Ärzte in Deutschland e.V.
Roggenstr. 82
70794 Filderstadt
Tel. 07 11 / 779 97 11

Verein für ein erweitertes Heilwesen e.V.
Johannes-Kepler-Str. 56/58
75374 Bad Liebenzell-Unterlengenhardt
Tel. 0 70 52 / 20 34 / 20 35 / 25 67
Fax: 0 70 52 / 41 07

Verein für Krebsforschung Stuttgart e.V.
Trossinger Str. 55
70619 Stuttgart
Fax: 07 11 / 4 78 03 27

Die jeweils gültige Fassung der ISCADOR®-Therapierichtlinien ist erhältlich über die Firma Weleda:

Weleda AG
Heilmittelbetriebe
Möhlerstr. 3
73525 Schwäbisch Gmünd
Postfach 1320
73503 Schwäbisch Gmünd
Tel. 0 71 71 / 9 19-0
Fax: 0 71 71 / 9 19-3 62

Anhang

Anhang 1

Arbeitsmaterialien zum Kopieren

Die meisten Fotokopierer sind heute darauf eingerichtet zu vergrößern. Wir empfehlen Ihnen, die folgenden Seiten mit einer Vergrößerung von 144 Prozent zu vergrößern, damit erreicht man DIN A4-Größe. Dadurch werden die Texte gut lesbar und die Abbildungen sind sehr deutlich sichtbar.

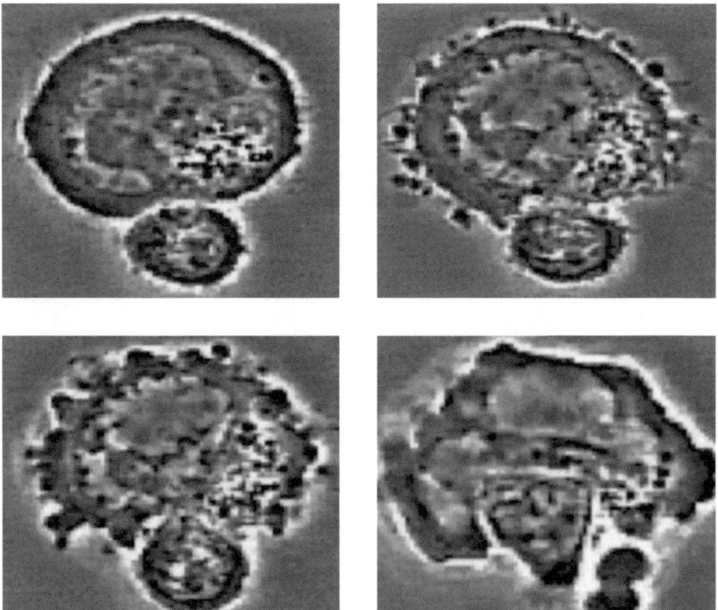

Abbildung 22

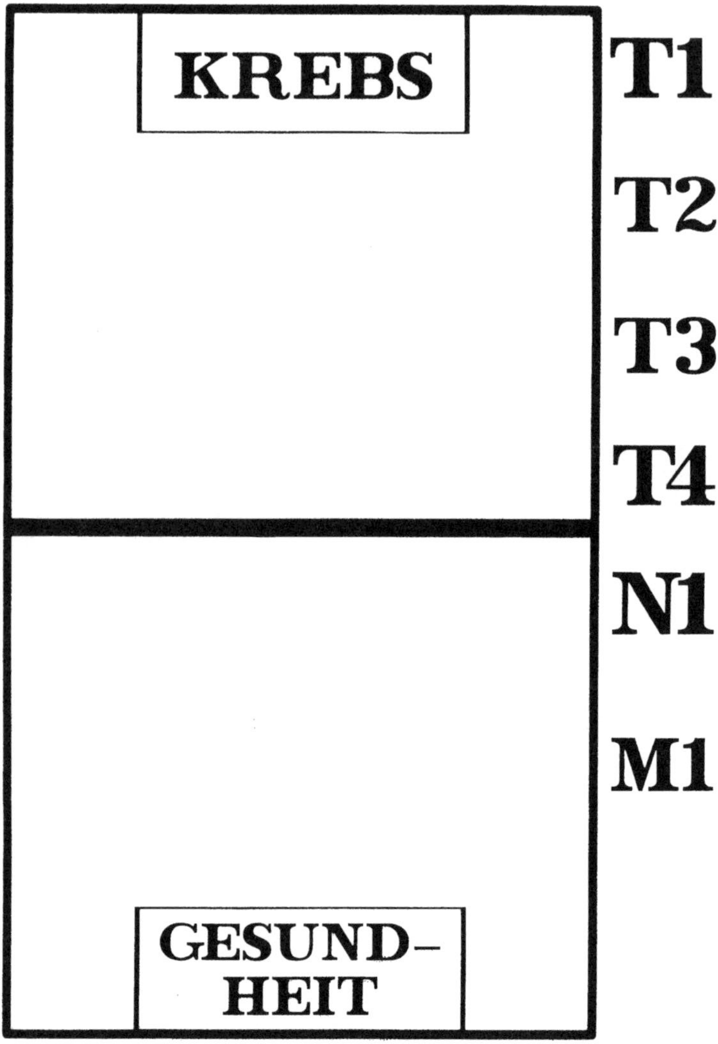

Abbildung 23

Beziehungen klären

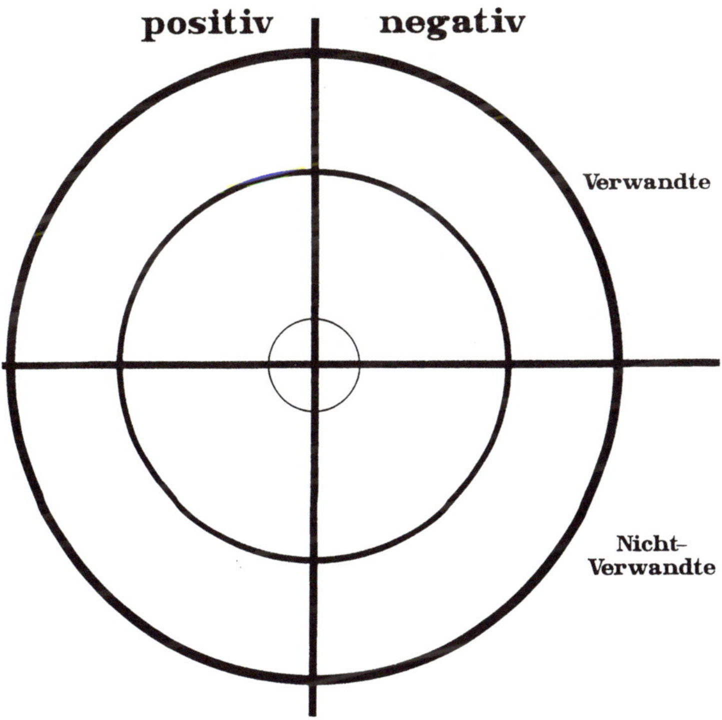

Abbildung 24

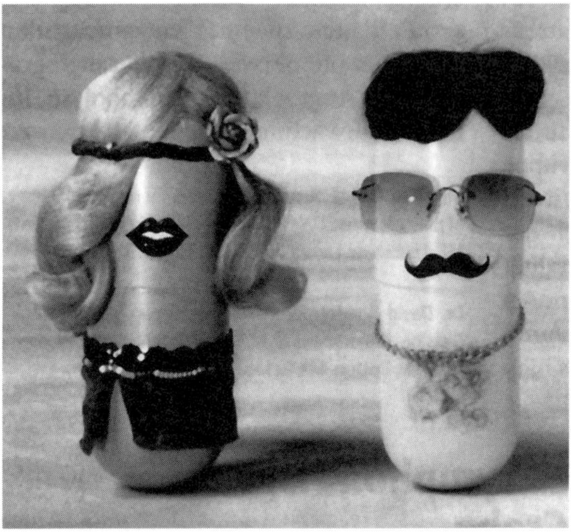

Abbildung 25 Beziehungskiste I

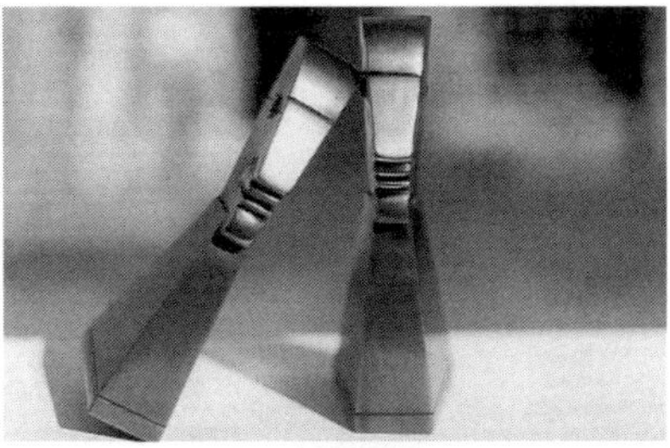

Anlehnungs-bedürftig

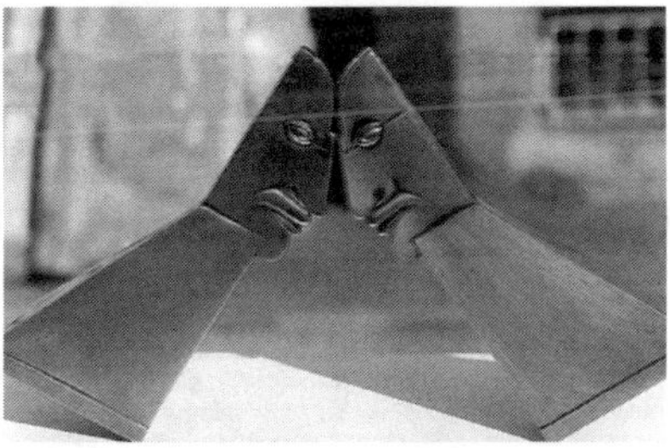

Sich die Stirn bieten

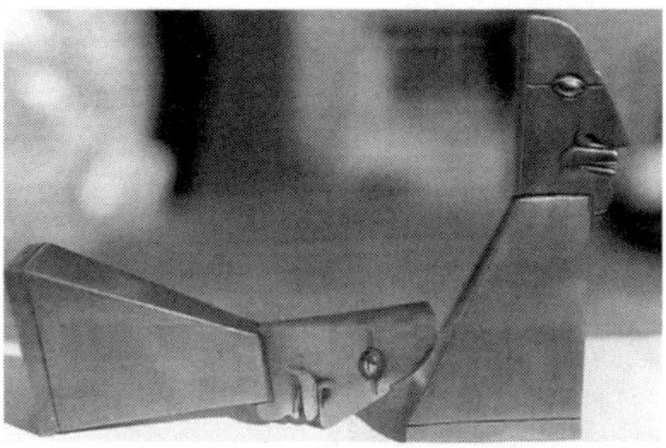

Der Kriecher

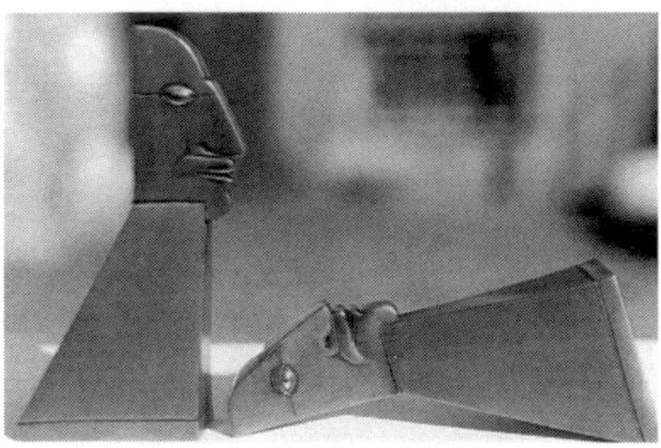

Der Beschützer

Abbildung 26 Beziehungskiste II

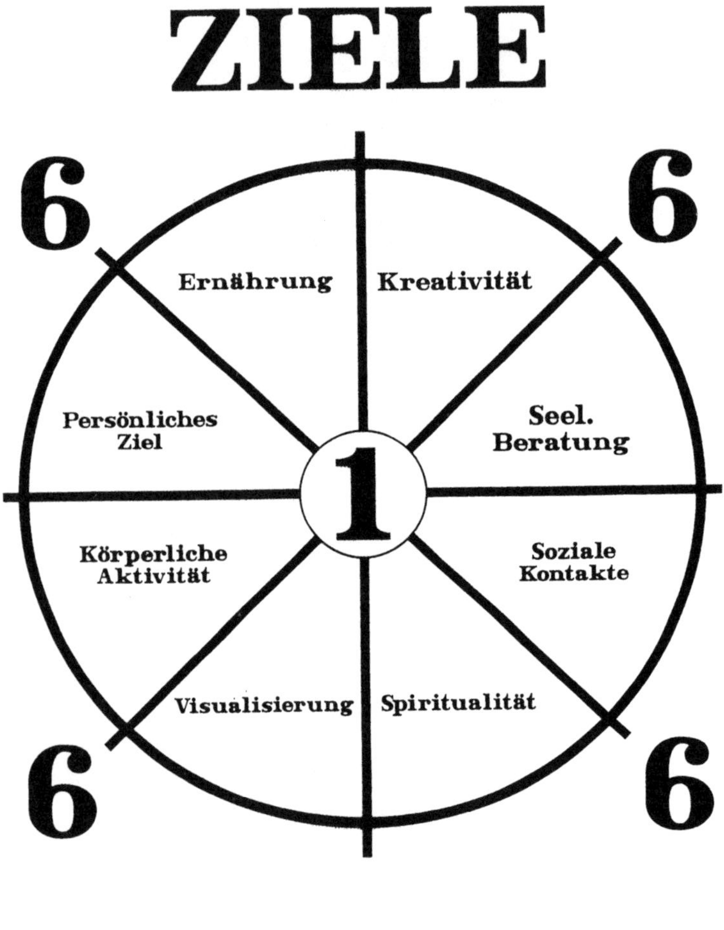

Abbildung 27

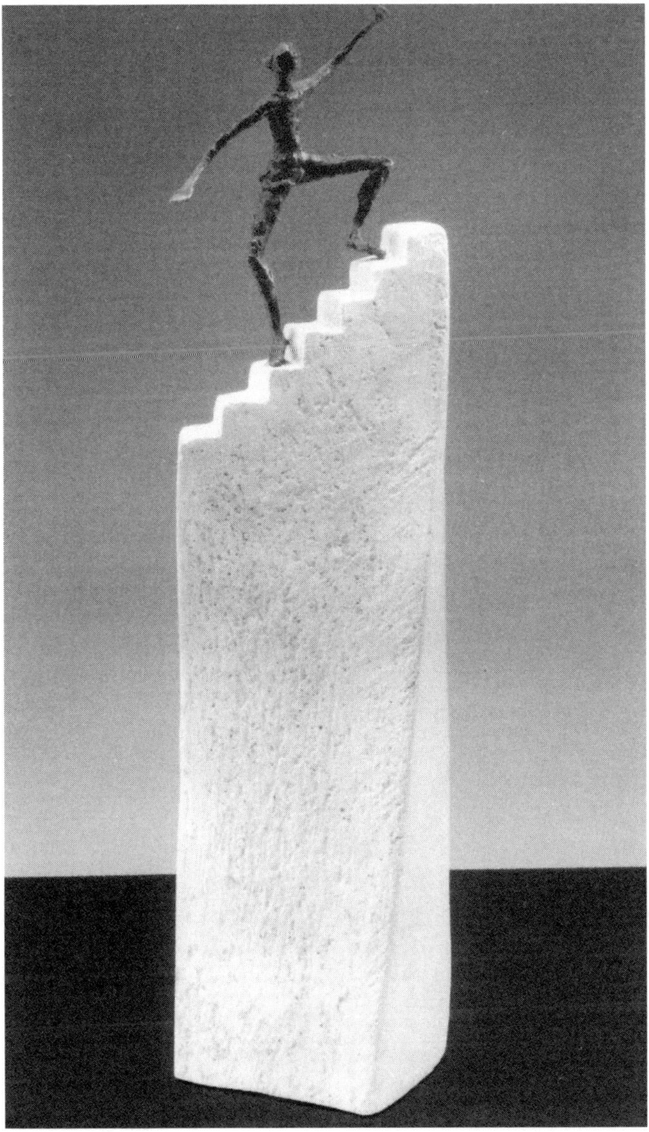

Abbildung 28

Grundentspannungsübung

Beide Füße ruhen sicher und fest auf dem Boden. Meine Arme ruhen locker auf meinen Oberschenkeln. Meine Wirbelsäule ist locker und gerade, ich kann mich etwas anlehnen, wenn ich das will.

Ich schließe die Augen und versuche langsam, das Laute – das vielleicht noch in mir und um mich ist – loszulassen und in eine innere Stille hineinzugehen wie an einen vertrauten, schönen Ort. Dort verweile ich etwas, ruhig und still, ohne irgendetwas zu wollen oder zu wünschen.

Ich spüre jetzt meine Sitzfläche auf der Unterlage, die Sitzbeinknochen, das ganze Becken. Und ich stelle mir vor, dass alles, was ich in meinem Bauch-Becken-Raum an zu viel Spannung habe, gleichsam dort herausfließt (wie Wasser) und hinab zum Boden. Mit jedem Ausatmen lasse ich mich etwas mehr auf die Unterlage sinken. Vielleicht kann ich das Gefühl haben, dass mein ganzes Becken weit und gelöst ist und ich in dieser Mitte meines Leibes richtig zu Hause bin. Es ist schön, einfach zu Hause zu sein.

Diese ruhevolle Wachheit lasse ich nun vom Becken aus in meine Beine hinunterströmen: in die Oberschenkel – in die Knie – in die Unterschenkel – in die Füße. Sollte ich noch irgendwo in den Beinen etwas Verspanntes fühlen, so lasse ich es gleichsam hinunterfließen, an den Beinen entlang (wie Wasser) und ab in den Boden.

Ich nehme dann ganz wach meine Fußsohlen am Boden wahr: die Fersen, die Sohlen, die zehn Zehen. Gibt mir das ein Gefühl von Ruhe, Sicherheit, Vertrauen? Alle diese Gefühle, die sich einstellen, weite ich aus und vertiefe sie.

Mein Bewusstsein gleitet jetzt sanft zurück zum Becken, zur Mitte. Von dort wandere ich den Rücken mit meinen Gedanken, mit meinem Gefühl hinauf. Wo gibt es Verspannungen? Ich versuche, sie gedanklich zu lösen, so wie man einen Knoten löst oder wie sanfte, zarte Fingerspitzen verspanntes Gewebe lösend massieren, und lasse dann die Verspanntheit an mir abgleiten, wie Wasser, zum Boden hin. Je mehr ich das tue, umso mehr kann ich mich gelöst in meinem Becken auf dem Stuhl niederlassen.

Auch die Schultern versuche ich auf diese Weise zu lösen. Ich vergegenwärtige mir, was ich so auf meinen Schultern trage, und versuche, dies alles jetzt zu lassen, und sei es nur für die Zeit meiner Übung.

Aus den gelösten Schultern heraus spüre ich meine Arme. Ich lasse auch sie los, bette sie gleichsam weich und locker auf meine Oberschenkel und spüre sie bis in die Fingerspitzen.

Mein Bewusstsein gleitet langsam zu meinem Hals. Ich stelle mir vor, wie die Verspannungen aus den Halswirbeln und aus dem ganzen verspannten Gewebe heraus hinunter in Richtung Boden abfließen.

Zuletzt nimmt mein Bewusstsein den Kopf wahr. Wo kann ich da Verspannungen fühlen? Ich fange an zu lösen: die Stirn. Ich denke mir, dass jemand sehr Liebes mir darüberstreicht und mir alles fortstreicht, was mich da stört – alle Spannungen, alle Falten, alles zu viele Denken. Wieder fließt alles ab nach unten, in Richtung Boden.

Ich fühle, dass meine Augen von den Augenlidern bedeckt sind. Ich spüre diesen feuchten, warmen Schutz der Augäpfel. Wenn meine Augen sich verspannt anfühlen, so löse ich sie ganz sanft: Werden die Augen dadurch feuchter?

Auch meine Wangen versuche ich zu lösen. Die Kiefergelenke sind gelöst, der Kiefer nicht aufeinandergepresst, der Mund leicht geschlossen.

Wo ruht meine Zunge im Mund? Vielleicht kann ich spüren, dass ein tiefer Atemzug durch mich hindurchgeht, wenn ich meine Kiefergelenke noch weiter lockere.

Nun bin ich ganz gelöst von Kopf bis Fuß, ruhevoll wach sitze ich da und kehre ein in die Stille, die mir aus der Übung wurde und die nun in mir ist.

Ich tauche ein in diese ruhevolle Wachheit wie in ein ruhiges Gewässer und lasse mich davon erfüllen und umhüllen, und in dieser Weise ruhe ich eine Weile.

Ich lenke nun sanft beim Bewusstsein auf die Stelle in meinem Körper, wo ich Schwierigkeiten habe (Krebsgeschwulst, krankes Organ, Operationswunde, Gelenkstörung etc.).

Ich bin einfach eine kleine Weile dort, in reinem Bewusstsein. Und ich versuche mir klar zu werden, was ich dort bereinigen und ordnen möchte. Ganz entspannt beobachte ich, wie diese Stelle auf mein Bewusstsein reagiert. Wird sie allein durch mein bewusstes Dort-Sein schon harmonischer, entspannter, gelöster? Oder wird der Raum, in dem die Stelle liegt, vielleicht freier, lichter, weiter? Oder reagiert das Gewebe durch Schmerz?

Dann beginne ich, mit den Zellen meines erkrankten Organs zu reden:

»Ich habe verstanden, dass ihr in Unordnung geraten seid, weil etwas in mir in Unordnung ist. Ich war immer so voll Unrast und Hetze und habe mich vielleicht zu wenig um euch gekümmert. Es tut mir leid, dass ihr erst aus der Ordnung geraten musstet, bevor ich es merken konnte, dass ihr vielleicht mehr Ruhe, mehr Energie, mehr Zuwendung, mehr Aufmerksamkeit braucht. Ihr habt mir Signale und Botschaften gegeben, aber ich konnte sie nicht hören. Deshalb habt ihr zu diesem äußersten Mittel der Krankheit gegriffen. Ich verstehe das jetzt.

Doch ich bitte euch, jetzt, wo ich die Zusammenhänge begriffen habe, mir zu helfen, dass alles wieder gut wird. So möchte ich jetzt da, wo ihr seid, heilende Atemenergie hinschicken, und ich bitte euch, diese Energie in euch aufzunehmen und sie umzuwandeln in die Heilkräfte, die ihr braucht.«

Jetzt fange ich an, den Atem auf das erkrankte Gebiet zu lenken. Beim Einatmen denke ich mir das Gebiet ganz offen und weit für die heilende Atemenergie. Beim Ausatmen stelle ich mir vor, dass alles Ungeordnete und Unharmonische, alles Verspannte und Verkrampfte, alles Geschwulstige und Verknotete sich gleichsam auflöst und abfließt.

Beim Einatmen denke ich mir das Gebiet ganz offen und weit für die heilende Atemenergie. Beim Ausatmen stelle ich mir vor, dass alles Ungeordnete und Unharmonische, dass alles Verspannte und Verkrampfte, alles Geschwulstige und Verknotete sich gleichsam auflöst und abfließt. Dies übe ich eine Weile.

Ich öffne mich also einatmend dem Heilen, der Ordnung, dem Leben und lasse ausatmend das Ungeordnete weggehen, abfließen.

Ich stelle mir vor, dass mein erkranktes Organ die Heilenergie aufnimmt wie ein Dürstender das rettende Wasser. Alle Zellen lasse ich von diesem Wasser des Lebens trinken. Sie verleiben es sich ein, baden darin, und ich stelle mir intensiv vor, dass die schwachen Zellen Kraft bekommen, die kranken Zellen gesund werden, während Krebszellen aus ihrer Bahn geworfen und weggeschwemmt werden.

Ich lasse nun diesen heilenden Strom sich in meinem ganzen Körper ausbreiten. Er fließt überall hin, erfüllt mich und hüllt mich ein. Ich sehe möglichst bildhaft vor mir, wie alle Organe in meinem Körper durch den heilenden Atemstrom die Kraft bekommen, in vollkommener Harmonie zu arbeiten, kraftvoll und stark zu sein. Ein tief inneres Gefühl von absoluter Gesundheit durchdringt mich und macht mich sehr froh und glücklich.

Daraus erwächst mir ein großes Vertrauen in die schöpferische Urkraft, die ich in mich aufnehmen konnte. Und tiefe Dankbarkeit wächst in mir. Ich lasse sie sich ausbreiten in mir wie eine Woge von Energie.

Ich spüre wieder, wie meine Füße fest auf dem Boden stehen, auf dem Boden jetzt in diesem Raum, und ich komme langsam mit meinem Bewusstsein in diesen Raum zurück. Und wenn ich fühle, dass ich wieder ganz hier bin, öffne ich die Augen und bin ganz wach.

Selbstbesinnungsübung

Gehe ruhig und gelassen durch Lärm und Hast und sei des Friedens eingedenk, den die Stille bergen kann. Stehe, soweit ohne Selbstaufgabe möglich, in freundlicher Beziehung zu allen Menschen. Äußere deine Wahrheit ruhig und klar und höre anderen ruhig zu, auch den Geistlosen und Unwissenden, auch sie haben ihre Geschichte. Meide laute und aggressive Menschen, sie sind eine Qual für den Geist. Wenn du dich mit den anderen vergleichst, könntest du bitter werden und dir nichtig vorkommen. Denn immer wird es jemanden geben, größer oder geringer als du. Freue dich deiner eigenen Leistungen wie auch deiner Pläne. Bleibe weiter an deinem eigenen Weg interessiert, wie bescheiden auch immer. Er ist ein echter Besitz im wechselnden Glück der Zeiten. In deinen geschäftlichen Angelegenheiten lasse Vorsicht walten. Denn die Welt ist voller Betrug. Aber nichts soll dich blind machen gegen gleichermaßen vorhandene Rechtschaffenheit. Viele Menschen ringen um hohe Ideale, und überall ist das Leben voll Heldentum. Sei du selbst, vor allen Dingen heuchle keine Zuneigung, noch sei zynisch, was die Liebe betrifft – denn auch im Augenblick aller Dürre und Enttäuschung ist sie doch immerwährend wie Gras. Ertrage freundlich gelassen den Ratschluss der Jahre, gib die Dinge der Jugend mit Grazie auf. Stärke die Kraft des Geistes, damit sie dich in plötzlich hereinbrechendem Unglück schütze. Aber erschöpfe dich nicht mit Fantasien. Viele Ängste kommen aus Ermüdung und Einsamkeit. Neben einer heilsamen Selbstdisziplin sei freundlich mit dir selbst. Du bist Kind Gottes genauso wie die Bäume und Sterne – du hast ein Recht hier zu sein. Und, ob es dir bewusst ist oder nicht, es besteht kein Zweifel, das Universum entfaltet sich wie vorgesehen. Darum lebe in Frieden mit Gott, was für eine Vorstellung du auch immer von ihm hast. Was auch immer deine Arbeit und dein Sehnen ist, erhalte dir den Frieden mit deiner Seele in der lärmenden Wirrnis des Lebens. Mit all der Schande, der Plackerei und den zerbrochenen Träumen ist es dann noch eine schöne Welt. Strebe behutsam danach glücklich zu sein.

Das Goldene Licht: Meditationsübung bei Strahlentherapie

Führen Sie zunächst, wie bei jeder Übung, die beschriebene Grundentspannungsübung durch, damit Sie wirklich völlig entspannt sind. Wenn Sie diesen Entspannungszustand erreicht haben, beginnen Sie mit der folgenden Übung:

Schließen Sie die Augen, fühlen Sie, wie alle äußere Unruhe von Ihnen abfällt, und versetzen Sie sich in Ihre Kindheit.

Lassen Sie Erlebnisse Ihrer Kindheit auf sich wirken und erinnern Sie sich an Glückszustände, die Sie damals hatten, seien es Glückszustände bei Spielen mit den Eltern, mit den Geschwistern, bei Erwartung des Geburtstages, bei der Erwartung der Einschulung, bei der Konfirmation, bei ganz verschiedenen Ereignissen, wo eine Glückswelle Sie durchströmt hat.

Lassen Sie sich Zeit, diese Glückswelle noch einmal tief innerlich zu empfinden, und versuchen Sie, diese Glückswelle von unten nach oben durch Sie durchstrahlen zu lassen.

Verbinden Sie jetzt diese Glückswelle mit einem goldenen Licht. Was kann ein goldenes Licht sein? Überlegen Sie, wo Sie zuletzt goldenes Licht gesehen haben. War es im Frühjahr, als die Sonne begann durchzubrechen und ihr Licht in die Natur hineinzustrahlen? Oder war es der letzte Herbst, der die Blätter golden färbte und eine harmonische Stimmung in Ihnen erzeugte? Oder gab es ein anderes Lichterlebnis, das Sie mit einem goldenen Licht in Verbindung bringen können?

Das goldene Licht, es kann besänftigen – meine Ungeduld, meine Unruhe oder andere Empfindungen …

Denken Sie jetzt an die notwendige Behandlung, die vor Ihnen liegt. Es werden Strahlen in Ihren Körper eindringen, die notwendig sind, weil dort Krebszellen verblieben sind. Vielleicht sind sie ganz klein, vielleicht sind sie aber auch größer, aber sie sind schwach und sie werden jetzt diesen Strahlen ausgesetzt. Versuchen Sie, die Strahlen mit Ihrem goldenen Licht zu verbinden. Das goldene Licht liegt jetzt in den Strahlen, strahlt in Ihren ganzen Körper ein von unten nach oben, von oben nach unten, und Sie spüren, wie dieses goldene Licht eine Heilung herbeiführt.

Alles das, was durch die Bestrahlung zerstört wird, wird hinausgeschwemmt aus Ihrem Körper. Die Strahlen wirken von oben nach unten, und alles, was krebsartig in Ihnen ist, fließt nach unten, zum Boden, wie Wasser. Es fließt von Ihnen ab und verlässt Ihren Körper. Und gefolgt werden die Strahlen von einem goldenen Licht, ein goldenes Licht, das schützend ist – schützend für den Körper, schützend für alles Seelische – und das Sie stark macht, stark so wie Sie damals waren in Ihrer Kindheit, als Sie aufgewachsen sind und die Welt vor Ihnen lag.

Spüren Sie dem Glücksgefühl nach, das damals das goldene Licht in Ihnen hinterlassen hat. Spüren Sie dem goldenen Licht nach, das Ihren Körper schützt vor allem Bösen.

Spüren Sie die Strahlen, die zerstören, und das goldene Licht, das heilt. Und sehen Sie, wie die Krebszellen aus Ihrem Körper hinabfließen wie Wasser zum Boden.

Lassen Sie dieses Gefühl in Ruhe auf sich wirken, und immer dann, wenn Sie meinen, dass das goldene Licht genug gewirkt hat, kommen Sie langsam zurück aus Ihrem Glückszustand in die Realität und erleben diese Behandlung als notwendige und heilende Therapie.

Öffnen Sie die Augen, atmen Sie tief durch und sind Sie wieder ganz da.

Krebs vernichten, Zellen erhalten: Meditationsübung bei Chemotherapie

Führen Sie zu Beginn wieder die Grundentspannungsübung durch, damit die Hast des Alltags, der Stress vielleicht der Klinikaufnahme oder des Anlegens der Infusion von Ihnen abfallen kann, und werden Sie ruhig und kommen Sie ganz zu sich selbst.

Ich nehme eine ruhige Körperhaltung ein.
Ich schließe meine Augen und lasse los …
Mit dem darauf folgenden Atemzug entspanne ich mich ...
Ich bin ganz ruhig …
Ich bin ruhig,
ganz ruhig und entspannt …
Meine Arme und Beine sind schwer
und werden strömend warm …
Meine Arme und Beine sind ganz schwer …
Durch meinen Leib strömt es warm,
angenehm warm …
Mein Atem ist regelmäßig,
gleichmäßig und tief …
Mein Herz
schlägt ruhig und gleichmäßig …
Ich bin ruhig und gelassen …
ruhig, gelassen, gelöst …

Ich fühle, wie mein Körper durchströmt wird von einer Flüssigkeit, die meine Krebszellen findet. Diese Therapie wird meine Krebszellen vernichten, die sich in meinem Körper verborgen haben. Ich fühle, wie das Medikament in mich einströmt und bis in alle Glieder sich ausbreitet …

Ich fühle, wie alles, was bösartig und verkrampft in mir ist, von dieser Flüssigkeit erreicht wird und wie diese Flüssigkeit hinausströmt wieder aus meinem Körper und all das mitnimmt, was bösartig ist, was verkrampft ist, was nicht mehr in meinem Körper sein soll … Ich spüre, wie eine Kraft durch meinen Körper strömt und mir hilft, einen Wall zu bilden zwischen allem, was heilend und gesund ist in meinem Körper, und dem, was krank ist und aus meinem Körper hinausströmen muss.

Alles, was jetzt in mich einströmt, kann meine gesunden Zellen nicht erreichen. Meine gesunden Zellen sind geschützt, sie haben eine innere Leuchtekraft, und diese Leuchtekraft vertreibt alles, was böse ist, alles, was angreifend ist. Und diese Leuchtekraft durchströmt meinen Körper und hilft, alles hinauszubringen, hinauszuströmen, hinabströmen zu lassen aus meinem Körper wie Wasser zum Boden hin, alles das, was böse ist, was verkrampft ist, was nicht zu mir gehört.

Das goldene Licht schützt meine Organe, es hilft meiner Leber, alles zu entgiften, was mir schaden könnte, es hilft den Zellen meines Magens alles abzuwehren, was entzündlich oder vernichtend wäre, es hilft meinem Dünndarm zu erkennen, was gut und was böse ist, und hilft meinem Dickdarm auszuscheiden, was aus diesem Körper ausgeschieden werden muss.

Die Leuchtekraft schützt die Organe, die Leuchtekraft strömt durch meinen Körper, die Leuchtekraft hilft jedem Medikament, was durch mich strömt, zu vernichten das Bösartige und zu heilen und zu schützen alle guten Zellen, die mir so lange ihren Dienst zur Verfügung gestellt haben.

Ich fühle die Leuchtekraft in meinem Körper, ich fühle den Schutz über meinen Organen, und ich bin innerlich ganz ruhig und gelöst.

Und wenn ich dieses Gefühle habe durch meinen ganzen Körper strömen lassen, komme ich wieder zurück, öffne meine Augen, atme tief durch und bin wieder ganz hier.

Der Glaube an ein Wunder: das Erlebnis des Königs Hiskia

Der alttestamentarische König Hiskia, ein guter und wohltätiger Mensch, der stetig für seine Untertanen sorgte, erlitt selber eine schwere Erkrankung, die zum Tode führen musste.

Er war verzweifelt und rief zu seinem Herrn: »In der Mitte meiner Tage muss ich hinab zu den Pforten der Unterwelt, man raubt mir den Rest meiner Jahre. Bis zum Morgen schreie ich um Hilfe. Meine Augen blicken ermattet nach oben: Ich bin in Not, Herr. Steh mir bei!«

Der Herr ließ zum Zeichen der Heilung die Sonne zurückwandern. Auch ich rufe zu meinem Herrn: »Ich bin in Not, Herr. Steh mir bei!«

Und auch mir wird Hilfe zuteil werden, auch meine Sonne kann zurückgedreht werden, auch mein Schicksal kann sich wandeln, und auch mir kann eine Heilung bevorstehen und eine lange Zeit, diese Krankheit zu überleben.

Anhang II

Das Praxislabor Onkobrain® führt folgende Untersuchungen durch:

Misteldifferenzierungstest (MDT) zur Austestung des individuell immunstimulierenden Mistelpräparates aus einer Auswahl von 39 verschiedenen Mistelpräparaten. Kosten bei Drucklegung ca. 140 Euro.

Eosinophilenfunktionstest (EFT®), der die immunologische Aktivität (nicht Zahl) der Abwehrzellen prüft. Kosten bei Drucklegung 37 Euro.

Weitere Informationen werden auf Anfrage gerne zugesandt.

Adresse:
Labor Onkobrain®
c/o Dr. R. Wagner
Kirchheimer Str. 49
70619 Stuttgart
Fax: 07 11/ 4 78 03 27

Wir bitten darum, nur schriftlich anzufragen, um eine Überlastung unseres Labors zu vermeiden.

Anhang III

Kurzfragebogen zur Messung der Selbstregulation nach Professor Grossarth-Maticek

Die Ergebnisse aus den vorgenommenen Studien zeigen, dass mit steigendem Grad der Selbstregulation auch der Prozentsatz der gesund gebliebenen Personen ansteigt. Je besser die Selbstregulation, desto geringer die Ausprägung unterschiedlicher physischer Risikofaktoren. Auch der Krankheitsverlauf, zum Beispiel bei Krebserkrankungen, wird durch die Fähigkeit zur Selbstregulation beeinflusst.

	sehr schwach (1)	schwach (2)	mittelmäßig, eher schwach (3)	mittelmäßig, eher stark (4)	stark (5)	sehr stark (6)	Punktzahl
1. Durch mein Verhalten erreiche ich regelmäßig solche Zustände und Situationen, die mich positiv anregen und für das Leben motivieren. Wie stark ist diese Fähigkeit bei Ihnen ausgeprägt?							
2. Ich verstehe es immer wieder, meine gefühlsmäßig wichtigsten Wünsche zu verwirklichen und meine bedeutendsten Bedürfnisse zu befriedigen. Wie stark ist diese Fähigkeit bei Ihnen ausgeprägt?							
3. Wenn ich mich manchmal nicht wohlfühle, verstehe ich es immer, durch mein Verhalten für mich positive Situationen und Zustände zu erreichen, die mein Wohlbefinden wiederherstellen. Wie stark ist diese Fähigkeit bei Ihnen ausgeprägt?							
4. Wenn mir eine Situation, eine Gruppe von Menschen oder eine Person nicht guttut, entwickle ich so lange unterschiedliche Aktivitäten, bis ich die Zustände zu meiner Zufriedenheit verändert habe. Wie stark ist diese Fähigkeit bei Ihnen ausgeprägt?							
5. Ich verstehe es immer wieder, unterschiedliche Bereiche in meinem Leben (z.B. Arbeit, Erholung, Privates, Hobbys, Ernährung, Bewegung, Partnerbeziehung usw.) für mich optimal zu vereinbaren, so dass daraus langanhaltendes Wohlbefinden entsteht. Wie stark ist diese Fähigkeit bei Ihnen ausgeprägt?							

	sehr schwach (1)	schwach (2)	mittelmäßig, eher schwach (3)	mittelmäßig, eher stark (4)	stark (5)	sehr stark (6)	Punktzahl
6. Wenn ich mich in einer Situation bedroht fühle, verhalte ich mich letztlich immer so, dass ich aus dieser wieder heil herauskomme. Wie stark ist diese Fähigkeit bei Ihnen ausgeprägt?							
7. Durch mein Verhalten erreiche ich immer wieder meine wichtigsten Ziele. Wie stark ist diese Fähigkeit bei Ihnen ausgeprägt?							
8. Durch mein Verhalten erreiche ich immer wieder Situationen und Zustände, die meine ganz persönlichen Wünsche und Bedürfnisse optimal anregen und befriedigen, so dass Zufriedenheit und Wohlbefinden entstehen. Wie stark trifft diese Aussage auf Sie zu?							
9. Wenn mein Verhalten zu einem Misserfolg führt, ist dies nie ein Grund zur Resignation, sondern Anlass zur Verhaltensänderung. Wie stark richten Sie Ihr Verhalten an dieser Annahme aus?							
10. Ich bin immer wieder fähig, neue Gesichtspunkte und Verhaltensweisen zu finden, die eine überraschende und angenehme Problemlösung ermöglichen. Wie stark ist diese Fähigkeit bei Ihnen ausgeprägt?							

	sehr schwach (1)	schwach (2)	mittelmäßig, eher schwach (3)	mittelmäßig, eher stark (4)	stark (5)	sehr stark (6)	Punktzahl
11. Ich bin in der Lage, mein Verhalten entsprechend den eingetretenen Folgen zu verändern, d. h. ich kann Verhalten abbauen, das anhaltend unangenehme Folgen hat, und ich kann solches aufbauen, das langfristig angenehme Folgen hat. Wie stark ist diese Fähigkeit bei Ihnen ausgeprägt?							
12. Wenn mein Verhalten nicht zum erwünschten Erfolg führt, bin ich fähig, neue Verhaltensweisen zu erfinden und zu erproben. Wie stark ist diese Fähigkeit bei Ihnen ausgeprägt?							
13. Durch mein Verhalten erreiche ich zu wichtigen Bezzugspersonen sowohl die gewünschte Nähe als auch den notwendigen Abstand. Wie stark ist diese Fähigkeit bei Ihnen ausgebildet?							
14. Durch meine tägliche Aktivität löse ich bei mir immer wieder innere Zufriedenheit aus. Wie stark ist diese Fähigkeit bei Ihnen ausgeprägt?							
15. Durch meine tägliche Aktivität erreiche ich immer wieder seelisches und körperliches Wohlbefinden. Wie stark trifft diese Aussage auf Sie zu?							
16. Durch mein Verhalten erreiche ich immer wieder Situationen, die bei mir lustvolle Erlebnisse hervorrufen. Wie stark trifft diese Aussage auf Sie zu?							

Auswertung

Die Punktzahlen werden addiert und durch 16 dividiert. Je höher die Punktzahl, desto ausgeprägter ist die Selbstregulation.

5 bis 6 Punkte: sehr gute Selbstregulation
4 bis 5 Punkte: gute Selbstregulation
3,5 bis 4 Punkte: befriedigende Selbstregulation
2 bis 3,5 Punkte: eher schlechte Selbstregulation
1 bis 2 Punkte: sehr schlechte Selbstregulation

Ihr Ergebnis:

Punktzahl (Frage 1–5) :
Punktzahl (Frage 6–10) :
Punktzahl (Frage 11–16) :

Gesamtpunktzahl : : 16 =

Ergebnisse zu den Themen Selbstregulation, Autonomietraining und seelisch-körperlicher Wechselwirkungen bei der Krankheitsentstehung sowie der Aufrechterhaltung der Gesundheit sind in zwei Büchern dargestellt:

Krebsrisiken – Überlebenschancen.
Wie Körper, Seele und soziale Umwelt zusammenwirken.
Helm Stierling und Grossarth-Maticek,
Carl-Auer-Systeme Verlag Heidelberg, 1998.

Systemische Epidemiologie und präventive Verhaltensmedizin chronischer Erkrankungen.
Strategien zur Aufrechterhaltung der Gesundheit.
Ronald Grossarth-Maticek,
Walter de Gruyter Verlag Berlin/New York, 1999.

Anhang IV: Bezugsquellen

IST-Leitfaden

Zur Anforderung des IST-Leitfadens verweisen wir auf den folgenden Antwortbogen zu Händen von Herrn Dr. med. Thomas Schürholz, Weleda AG, Möhlerstr. 3, 73525 Schwäbisch Gmünd:

Ich bitte um:
Selbstregulations-Training.

Name: ______________________________

Straße: ______________________________

PLZ/Ort: ______________________________

Telefon: ______________________________

wenn e-mail: ______________________________

Ich bin damit einverstanden, dass WELEDA diese Daten ausschließlich in Zusammenhang mit der Misteltherapie und IST speichern wird.

____

Datum Unterschrift

Magnettafel und Magnete

Die entsprechenden Abbildungen sind auf jedem handelsüblichen Fotokopierer als Folien herzustellen. Es ist für viele Patienten hilfreich, sie auf eine Magnettafel aufzubringen. Hierzu gibt es im Bürofachhandel Magnettafeln, die DIN A4-Größe haben, für manche Fragestellung ist es günstiger, eine größere Magnettafel zu verwenden, bei der drei Folien nebeneinander gelegt werden können. Dazu gehörend sind dann verschiedene Magnete zur Befestigung und auch zur Markierung.

Diese Magnettafeln werden zum Beispiel vertrieben von der

Firma Hach AG
64499 Groß-Bieberau
Tel. 01 80 / 543 22 20

(Nur für den gewerblichen Bedarf)

Anhang V: Psychoonkologie im Internet

Hilfen für Angehörige

Teamwork – Patient und Arzt

Psyche

http://www.krebsinformation.de/body_body_angehorige.html

http://www.krebsinformation.de/body_body_anst.html

http://www.krebsinformation.de/body_krankheitsbewaltigung.html

http://www.krebsinformation.de/body_lebensqualitat.html

http://www.krebsinformation.de/body_psychische_e..html

http://www.krebsinformation.de/body_psychologische_hilfen.html

http://www.krebsinformation.de/body_psychoonkologie.html

http://www.medizin-transparent.de/krankheiten/Krebs/psyche/-body_psyche.html

http://www.psychotherapiesuche.de/

http://www.quarks.de/krebs/0103.htm

http://www2.krebshilfe.de/ratgeber/ratgeber.asp?Nr.=1&brosch?=angehoerige

http://www.krebshilfe.de/neu/infoangebot/broschueren/pdf/brosch_ratgeber31.pdf

Literatur

http://www.tumorzentrum-freiburg.de/patienten_info/psyche_literatur.htm

http://www.dapo-ev.de/literatur.html

Psychosoziale Beratungsstellen

http://www.krebsinformation.de/psychosoziale_beratung.htm

Hier sei nur kurz ausgeführt und auf die entsprechenden Bücher verwiesen, dass die ISCADOR®-Infusion der Verantwortung des Arztes allein unterliegt, da sie durch die Zulassung rechtlich nicht abgedeckt ist. Sie ist jedoch sehr wirksam, wie wir mehrfach ausgeführt haben. Sie muss jedoch dem erfahrenen Misteltherapeuten vorbehalten bleiben!

Zu den Abbildungen:

Abb. 15 u. 27 »Stufen zum Erfolg«, Bronzefigur von Luise Kött-Gärtner. Mit freundlicher Genehmigung des Verlages Carl. Ed. Schünemann, Bremen

Abb. 16 Aus: »Ergänzendes zur Farblichttherapie« von Maj de Witte. Mit freundlicher Genehmigung vom Verein für Krebsforschung, Arlesheim

Abb. 19 »Himmelsscheibe von Nebra«. ©Mit freundlicher Genehmigung des Landesamtes für Archäologie Sachsen Anhalt. Eine farbige Postkarte der »Himmelsscheibe« ist zu beziehen über:

Landesmuseum für Vorgeschichte
Richard-Wagner-Str. 9-10
06114 Halle
Tel. 03 45 / 52 47-3 12
Fax: 03 45 / 52 47-3 51

Abb. 25 Beziehungskiste II. Mit freundlicher Genehmigung der Edition und Galerie Volker Huber, Offenbach/M. Die Figuren sind zu beziehen über:

Edition Volker Huber
Berliner Str. 218
Postfach 10 11 53
63011 Offenbach/M.
Stichwort: Beziehungskiste
von Professor Paul Wunderlich

RICHARD WAGNER

Onkologie – rationales Praxismanagement

Misteltherapie in der Kassenpraxis
ISCADOR® und mehr

200 Seiten, Broschur

Die strenge Budgetierung und vielfältigen Vorschriften, die von kassenärztlichen Vereinigungen, Berufsverbänden und Krankenkassen gemacht werden, stellen eine starke Belastung für die Ärzteschaft dar. Auf der anderen Seite stehen die Nöte der Krebspatienten, die einen Partner im Arzt suchen und wünschen, dass er sich Zeit für sie nimmt.
Am praktischen Umgang mit Mamma-, Prostata- und Coloncarcinompatienten stellt der Autor dar, wie eine onkologische Sprechstunde rational so gestaltet werden kann, dass innerhalb kurzer Zeit eine Befund-, Risiko- und Laboranalyse sowie eine Umfeldanalyse und eine Therapiebewertung möglich ist, wobei die Stellung des Patienten gebührend berücksichtigt wird und seine Motivation unterstützt werden kann.

»So können auch in einer Kassenpraxis rationale Budgets für die labor- und sonstigen ärztlichen Leistungen, vor allem aber auch für den Einsatz der Mistelpräparate geschaffen werden.«

Richard Wagner

Krebskrankheit und Immunabwehr

Der eosinophile Granulozyt – die vergessene Abwehrzelle
ISCADOR® und mehr

86 Seiten, Broschur

Funktioniert die Krebsabwehr?

Der eosinophile Granulozyt ist wahrscheinlich eine archaische Abwehrzelle, deren Gesamtfunktion lange Zeit in Vergessenheit geraten war. Sie wurde nur noch als Marker für Allergie und Parasitose verstanden. Neueste Forschungen zeigen jedoch, dass der eosinophile Granulozyt ein Marker für regulatorische Immunvorgänge bei der Krebs-Immunabwehr ist.
Früher wurden mindestens 25 Prozent der Patienten mit einem zunächst schlechten und unter Therapie sehr ausgeglichenen Immunstatus gesehen, bei denen dann trotzdem ein Rezidiv oder eine weitere Metastasierung eintrat, obwohl doch alle Kriterien der immunologischen Stimulation sorgfältig erfüllt waren.
Durchgeführte Funktionstests zeigen dann zum Beispiel bei solchen Patienten, dass nur die Anzahl der Immunzellen gesteigert werden konnte, nicht jedoch deren Funktion. Es ist dann letztlich gleichgültig, ob 1.000 oder 5.000 nicht funktionierender Immunzellen vorliegen, sehr viel sinnvoller ist es, wenige, aber sehr stimulierte und funktionsfähige Immunzellen zu besitzen, als eine Vielzahl inkompetenter Zellen, die nicht ihre Aufgabe, Tumorzellen anzugreifen, erfüllen können.
Das kurzgefasste Buch nennt Untersuchungsmöglichkeiten, fasst die wissenschaftliche Forschung zusammen und weist einen pragmatischen Weg der Tumornachsorge.